贰阅 | 阅 爱 · 阅 美 好
ERYUE

让阅读走心
让阅历丰盛

life!
Reflections on
Your Journey

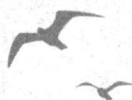

生命的重建

|正念篇|

［美］露易丝·海◎著　聂珍◎译

国际文化出版公司
·北京·

图书在版编目（CIP）数据

生命的重建 . 正念篇 /（美）露易丝·海著；聂珍
译 . — 北京：国际文化出版公司，2021.11（2023.6 重印）
ISBN 978-7-5125-1349-5

Ⅰ.①生… Ⅱ.①露… ②聂… Ⅲ.①心理健康—普
及读物 Ⅳ.① R395.6-49

中国版本图书馆 CIP 数据核字 (2021) 第 164720 号

LIFE! Reflections on Your Journey

By Louise L.Hay

Copyright © 1995 by Louise L.Hay

Original English language publication 1995 by Hay House,Inc., California, USA.

Tune into Hay House broadcasting at:www.hayhouseradio.com

北京市版权局著作权合同登记 图字 01-2021-5193

生命的重建（正念篇）

作　　者	［美］露易丝·海
译　　者	聂　珍
总 策 划	陈　宇
责任编辑	侯娟雅
特约编辑	李燕子　商金龙
封面设计	零创意文化
出版发行	国际文化出版公司
经　　销	全国新华书店
印　　刷	北京晨旭印刷厂
开　　本	787 毫米 ×1092 毫米　　16 开
	13 印张　　　　　　　127 千字
版　　次	2021 年 11 月第 1 版
	2023 年 6 月第 3 次印刷
书　　号	ISBN 978-7-5125-1349-5
定　　价	56.00 元

国际文化出版公司
北京朝阳区东土城路乙 9 号　　邮编：100013
总编室：（010）64271551　　传真：（010）64271578
销售热线：（010）64271187
传真：（010）64271187- 800
E-mail：icpc@ 95777.sina.net

目 录

第一章
童年关键期：筑基未来

当我以爱之心回忆童年，我知道，以当时所具备的知识，我已尽我所能。

第二章
我们都是智慧女性

现在，我要重拾我的女性力量。倘若此刻我的生命中
并无如意郎君，我仍可以成为自己的良偶佳伴。

第三章
健康的身体，健康的星球

我细心照管身体这神圣的殿堂，用富于营养的食物来
为她补充能量，积极锻炼使她保持活力。我爱自己身
体的每一部分。我的身体总是知道如何疗愈自己。

第四章
生命中的情感关系

我所遇到的每一个人，都是我的一面镜子，照映出某
一部分的我。

第五章
爱自己的工作

我享受自己做的所有工作。

第六章
身体……思想……精神！

我以最适宜的步伐，在精神之路上前行。

第七章
老当益壮

如果你不知道自己的年龄，你希望自己多大?

——韦恩·戴尔博士

第八章
死亡与临终

我们来到这个世界，学习特定的课程，然后继续生命
之旅……

前　言

　　我决定写作这本书作为《生命的重建》（*You Can Heal Your Life*）和《生命的重建（自爱篇）》（*The Power Is Within You*）的续篇，是因为有许多人仍在给我写信，并在研讨会中向我提出一些基本问题，其中涉及生命存在的意义，以及不管我们以往的经历如何，我们如何尽自己所能成为完善的人、我们如何度过自己余生。这些人运用形而上学的概念，通过改变自己的思维改变人生。他们放下陈旧、消极的习惯模式和认知，并学习更爱自己。

　　我以松散的时间顺序来编排本书，以反映我们生命历程的次第经历。也就是说，我首先讲述我们年少时面临的某些问题（童年问题、爱情、工作等），然后逐步探讨我们年长后关切的问题。

　　现在，倘若你还不熟悉我的理念以及我解释这些概念时通常使用的词汇，我先来与你分享一些信息。

　　首先，我经常使用"宇宙、无限智能、更高力量、无限心灵、精神、上帝（神）、宇宙力量、内心智慧"等词语，以指代创造宇宙并常驻于你身心当中的"力量"。如果你不喜欢使用上述某个词语，只需在头脑中将其替换成适合自己的其他词语。毕竟，重要的不是词语本身，而是其背后的意义。

另外，你还会注意到，我拼写某些词语的方式跟别人不同。例如，我总是把 disease（疾病）一词拼写成 dis-ease，这是为了指出该词语真正的含义，并显现与你自身或环境不和谐的所有事物。同样，我从不使用大写的 AIDS（艾滋病），而使用小写字母来拼写：aids（援助）。我觉得，这样做削弱了该词语的破坏力。

就我的总体理念而言，我认为应当重温一下自己遵循的观念，即使你可能过去曾听我讲述过这些观念，但你也可能还是不甚了解。

很简单，我认为，我们施予什么，就会得到什么；我们促成了生活中发生的种种事件（包括好事和所谓的"坏事"），因而要为此负责。我们因自己所说的言语和所想的念头而产生各种经历。当我们头脑中生出平静与和谐，思想积极，我们会吸引着积极的经历和相同思想的同道中人。相反，当我们"陷入"指责、指控、受害者思维，我们的生活就会变得令人沮丧、毫无成就，我们还会招来同样思维的人。其实我的意思是：我们对自身和生活的认知会变成我们的现实。

我的理念中一些基本要点可归纳如下：

关键是想法，而想法可以改变。

我认为，我们生活中的一切都始于一个想法。无论问题是什么，我们的经历只是内心想法产生的外在影响。就连自我憎恶也只是憎恨一个你对自身产生的想法。比如，你产生"我是个坏人"这样一个想法，那么这个想法会产生自我憎恶的感受，并让你认可这种感受。如果你没有这个想法，就不会产生这种感受。想法可以改变，请有意识地选择新念头，比如"我很出色"。改变念头后，感受也会随之改变。我们的每个想法都会创造我们的未来。

力量总是聚焦于当下。

当下便是我们拥有的一切。我们现在选择去思考、相信和讲述的东西正在形成明天、下周、下月、明年等未来的经历。当我们专注于自己此时此刻的思想和信念，像为挚友选择礼物那样细心选择这些思想和信念，那么我们就会获得相应的能力，铺设自己选择的生活道路。如果我们把心思放在过去，那么就没有足够精力投入当下。如果我们活在未来，我们就活在幻想当中。唯一真正的时刻是当下，我们是从当下开始改变的。

我们必须放下过去，原谅每个人。

如果我们执着于过去的伤痛，我们就会经受折磨。我们让过去的情形和人物来摆布我们，这些情形和人物会一直奴役我们的心灵。当我们陷入"不宽恕"，它就会继续控制我们。因此，宽恕十分重要。通过宽恕，我们放开了曾经伤害过我们的人，同时也放开了我们自身作为受害者的身份。它让我们脱离痛苦、愤怒和责怪的无谓循环，避免成为自身苦难的囚徒。我们并不原谅行为，而是原谅行为人——我们原谅他们的苦难、困惑、笨拙、绝望及他们的人性。我们脱离和放下这些感受后，才能继续前行。

我们的心灵始终与一个"无限心灵"相连。

通过内心的灵光闪现、更高层本性或内心力量，我们与这个"无限心灵"相连通，它是创造我们的宇宙力量。我们的内在心灵就是那指导一切生命的"心灵"，我们要关心的是如何学习"生命的法则"，并与它们合作。"宇宙力量"爱它创造的一切，但同时又给予我们自由意志，做出自身的决策。它是一种向善的力量，如果我们将自己托付给它，它会安排好我们生活中的一切。它不是一种复仇、惩罚的力量，而是因果法则。它是纯粹的爱、自由、谅解和慈悲，它在微笑、安详地等待我们与它建立联系。我们应当将自己的生命交付给"更高层本性"，因为通过它，我们获得自己的善报。

爱你自己。

无条件、慷慨地爱自己。尽可能多地表扬自己。当你意识到自己获得爱，这种爱就会流淌到你生活的各个部分，给你带来许多倍的回报。因此，爱自己有助于疗愈地球。怨恨、恐惧、批评和罪责造成的问题比任何其他因素更多，但我们能够改变自己的思维习惯，原谅自己和他人，并学习如何爱自己，让这些破坏性感受成为过去。

我们每个人都决定在某个时间和空间投生世间，学习一些功课，推动我们的精神进化之旅。

我认为，我们所有人都永远行走在没有止境的旅程中。我们选择自己的性别、肤色、国家；随后，我们寻找一对父母，他们将完美地"映照"我们的习惯模式。我们生命中发生的一切事件及我们遇到的所有人都会教给我们宝贵的经验教训。

爱你的生活和你自己……我就是这样！

露易丝·海
加利福尼亚州圣地亚哥

我减少了演讲和旅行，现在，已经变得有点像农夫。我大多数时间都待在自己美丽的花园中，里面栽满花草、水果、蔬菜和各种各样的树木；我俯身就地，在泥土中东翻西挖，从中享受到巨大的乐趣。我用爱祝福土地，它给我带来丰厚的物产。

我是个有机园丁，因此从不浪费花园中的每一片叶子。所有东西都成为堆肥；我正在逐渐培育土壤，让它变得肥沃、富有养分。我还尽可能吃自己花园出产的东西，常年享用新鲜的水果和蔬菜。

我在这里谈论自己的园艺活动，以便介绍我将在本书中呈现的某些材料。你看：你的念头就像你在花园中播下的种子；你的认知就像你播种这些种子的土壤——富饶肥沃的土壤生长出强壮、健康的植株。即使是好的种子也难以在布满杂草和石子的糟糕土壤中生长。

园艺师知道，在规划新的花园或修缮旧花园时，最重要的事情是整理土壤。首先必须清除石头、碎屑、杂草和残枝败叶。然后，如果你要真心做个好园丁，你需要再次下挖到两个铲子的深度，并再次清除草根和石头。接着，你要尽量多添加有机质。我偏爱有机堆肥、马粪和鱼粉。我把7至10厘米厚的这种土壤改良剂和堆肥放在上面，然后将它们拌入土壤，充分混合。现在，我可以种植一些什么东西了！在这种土壤中种植的任何东西都将茁壮成长为健康的植物。

我们心灵的土壤，我们的基本认知也是如此。如果我们想要新的、积极的自我肯定（也就是我们思考的念头和我们讲述的话语）尽快变成现实，那么我们需要付出额外的努力，让我们的头脑做好准备，接纳这些新想法。我们可以罗列我们相信的所有事物（例如，"我对工作、财富、关系、健康的认知"等），我们可以检查这些认知是否带有负面性。你可以询问自己，"我想要继续将自己的生活建立在这些限制性概念的基础上吗？"然后，你可以深度挖掘，消除绝不会支持新生活的旧观念。

当尽可能多的陈旧、消极认知被消除后，请付出大量的爱，将其变成你心灵的土壤。现在，当你把新的自我肯定植入心灵后，它们会令人惊讶地快速生根发芽。你的生活将很快发生好的转变，甚至你都不知道为什么会发生这些转变。你看，多花点精力培育土壤总是值得的，无论是花园的土壤还是心灵的土壤。

本书每一章的结尾都附带与我们讨论的理念相关的某些积极的自我肯定。选择那些对你有意义的自我肯定，经常加以重复。每一章结尾的治疗方式都是提供一组积极理念，帮助你将意识转变成对生活进行肯定的认知体系。请注意，所有处理和自我肯定都采取第一人称和现在时。我们绝不说"我将……""如果……"或"当……""随着……"，因为这都是延迟行动的言论。每当我们开展治疗或自我肯定，总是说"我有……""我是……""我总是……"或"我接受……"。这些是立即接受的言论，大脑会"立即"加以处理。

　　请记住，接下来几章中你将读到的某些理念比其他理念对你更有意义。你应当通读一遍本书，然后回过头来处理对你有意义或适用于你当前生活的概念。重复自我肯定，阅读治疗方法，充分消化领会这些理念。此后，你可以研读让你感到恼火或者你觉得不可能对自己适用的章节。

　　随着你在某方面变得更强，你会发现其他方面的问题更容易解决。接下来，你会意识到自己正从一粒种子成长为一棵高大、美丽的树，将自己的根系深深扎入土地。换言之，你正在那个复杂、辉煌、神秘、无可比拟的东西中蓬勃生长。它就是所谓的——

　　生命！

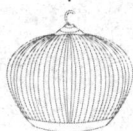

第一章　童年关键期：筑基未来

当我以爱之心回忆童年，我知道，以当时所具备的知识，我已尽我所能。

我人生的开端

人们看着讲台上的我常会这样以为："啊，她的人生完美无缺，她的生活从来没有问题，即便有，她也知道如何解决。"事实却并非如此。在我看来，任何一位优秀的老师，无不经历过灵魂深处的暗夜时光。很多老师都经历过令人难以置信的苦难童年。正是通过自我疗愈，他们学会了如何去帮助他人治愈生命之痛。

就我自己的经历而言，在刚出生时，我的生活确实美妙之极，但是，到我 18 个月大时，厄运来临了。

我的父母突然离婚了，母亲没有受过教育，只能去做佣人。我被放在各种寄养家庭里，我的整个世界轰然倒塌。我什么也指望不上，没有人抱我，也没有人爱我。后来，母亲终于找了一份可以让我和她住在一起的女佣工作，但这时，这一切对我的伤害业已铸成。

到我 5 岁时，母亲再婚了。多年以后，她告诉我她之所以再婚，是想让我有个家。但不幸的是，她嫁给了一个"渣男"，我俩的生活从此陷入地狱。就在这一年，我被一个邻居强奸了。当事件曝光后，我却被告知，这一切都是我的错，是我让家人蒙羞。我们为此将对方告上法庭，至今我仍记得当时做身体检查和被迫做证的痛苦与创伤。那个强奸犯被判了 16 年，但我一直生活在他将被释放的恐惧中，我害怕他来报复我，因为我是个"坏女孩"，是我让他进了监狱。

我也是在经济大萧条下长大的，家里几乎一贫如洗。有个邻居曾经每周给我 10 美分，这笔钱也被用来贴补家用了。那时候，10 美分可以用来买一条面包或者一盒麦片。到我过生日或者圣诞节时，她会给我 1 美元，这可是一大笔钱，我母亲会去大型连锁二手商店（Goodwill），给我买这一年要穿的内衣和袜子。我的衣服都是从慈善机构拿来的，我不得不穿着不合身的衣服去上学。

我的童年充斥着身体虐待、繁重劳作、贫穷和来自同学的嘲笑。我被迫每天吃生大蒜，这样才不会长虫。我身上确实没有长虫，但是我也没能交到哪怕一个朋友。因为我是一个体臭难闻、衣着古怪的小女孩。

现在我理解了母亲，她那时候不能给我庇护，因为她自身难保。她从小就被灌输女人要"嫁鸡随鸡，嫁狗随狗"的观念。我花了相当长的时间才意识到，这种观念并不是真理。

作为一个孩子，我一次又一次听到别人说我愚笨、无用和丑陌——总之就是一个一无是处、浪费粮食的家伙。持续遭受这些负面信息的轰炸，我怎么可能自我感觉良好？在学校里，我总是站在角落看着其他孩子玩耍。无论是在家里还是在学校，我从没感到自己被人需要。

10多岁的时候，我的继父决定不再严厉殴打我，他开始和我上床。这是一场噩梦的开始，直到我15岁离开那个地方。那时的我，如此渴望关爱，却没有什么自尊心，哪个年轻男人略施援手，我就可以和他上床。我没有自我价值感，又怎么会有什么道德观呢？

到了正值甜美的16岁，我生了一个女儿。我只带了她5天，就把她交给了她的新父母。现在回想起这段经历，我意识到，这个小婴儿必须去这对特殊的父母那里，找到她自己的人生之路，我不过是送她一程而已。由于自尊的缺乏以及对自我的负面认知，我必会经历耻辱，一切由此注定。

少所学，长所成

关于少女怀孕及其严重性的问题，我们现在谈论很多，但可能忽略了重要的一点：拥有自尊和自我价值的年轻女孩，就不会让自己轻易怀孕。如果从小的教养就让你认为自己是垃圾，在某种情境下，结果可能会带来性病和早孕。

孩子是我们的珍宝，但是我们对待孩子的方式却很可悲。在当前的美国，无家可归人群中增长最快的那一部分人是带着孩子的母亲。这让人感到耻辱。这些妈妈睡在大街上，用商场购物车推着自己的东西四处游荡，她们的孩子可以说是在街上长大的。我们的孩子是我们的未来，可这些流浪儿将会有怎样的价值观？我们给予他们如此少的关爱，他们又怎会尊重他人呢？

从我们长到可以坐在电视机前的那一刻起，我们就被各种产品推销广告包围了，而这些产品通常有损我们的健康。例如，在半小时的少儿节目中，我发现有含糖饮料、含糖谷物食品、蛋糕、饼干，以及大量的玩具广告。糖会强化负面情绪，这就是幼儿会厉声叫嚷的原因。这些广告可能对厂家有益，但对孩子无益。这也使我们变得不满足甚至贪婪，我们在认为贪婪是理所当然的情况下长大。

父母们在谈论"可怕的两岁孩子"是多么难缠，却没有意识到，这一年龄段的孩子开始用语言表达被父母压抑的情绪。糖放大了这些被压抑的感受。幼儿的行为正是他们身边成人的一面镜子。青少年的叛逆行为也是同样的情形，被父母压抑的情绪变成了孩子的负担，孩子们通过叛逆向外表达这些情绪，父母看到的实际是自己的问题。

我们允许孩子长时间坐在电视前看暴力和犯罪节目，却奇怪在学校和青少年中会有那么多的暴力事件。我们谴责罪犯，却不为自己造成这局面承担任何责任。不必奇怪校园里出现枪支——我们总在电视上看到枪。孩子看到什么，他们就想要什么。电视节目教会我们需要什么。

在美国，很多电视节目还教会我们不尊敬女性和老人。电视节目很少教给我们积极的东西。这真让人遗憾，因为电视节目本有机会致力于人性的提升。电视节目帮助我们造就了这样一个社会——现在我们所生活的病态的、失衡的社会。

聚焦消极面只会导致更多消极事物，如果媒体聚焦积极事物，一段时间之后，犯罪行为将会显著减少；如果我们只运用积极思维想问题，我们的世界迟早变得更为积极。

我能有所贡献

我们可以做一些事来帮助治愈社会，我认为有必要立刻完全停止对儿童的虐待。受虐儿童的自尊如此之低，长大后通常会变成施暴者或罪犯，我们的监狱里充斥着年少时被虐待过的犯人。

我也承认，有些犯人难以改造，必须加以监禁。但在大多数情况下，犯人服刑一段时间后会被释放，回到主流社会。如果我们能够治愈他们的童年创伤与痛苦，他们就无须再去报复社会。

没有一个小男孩生来就是施暴者，也没有一个小女孩生来就是受害者，这些都是习得行为，最坏的犯罪分子也曾经是一个小小的婴儿。我们要根除这种消极模式。如果我们让每个孩子知道他们是有价值的人，值得被爱；如果我们鼓励他们发挥自己的聪明才智，教给他们可以创造积极体验的思维方式，那么，只要这一代人，将会改变社会。这些孩子将是未来一代的父母和引领者，经过两代人，人们将会生活在人与人互尊互爱的社会，毒品和酒精滥用将成为历史，夜不闭户，欢乐祥和将成为每个人生命的自然状态。

这些积极改变始于意识，你可以通过在意念中保有这些理念来实现改变，把这些理念当作是可以实现的。

你可以在日常生活中正面描绘以下场景：

我身处和平社会。

孩子们都安全快乐。

人人饮食无忧。

人人身有所庇。

人人劳作贡献。

人人自尊自爱。

认识你的内在小孩

作为心灵化身的孩子，玩是其天性。如果环境限制其玩耍、游戏，孩子就会伤心。很多孩子被教养得做任何事都需要询问父母，不能自己做任何决定；还有一些孩子在无处不在的压力下长大，不允许犯错。换言之，这些孩子被禁止去学习做决定，所以现在他们也就害怕做决定。所有这些经历都会导致他们成为心理不正常的成人。

我认为，美国现在的学校教育系统不能很好地帮助孩子成长为杰出的人，学校里竞争太激烈，同时又要求每个孩子都遵守规矩。我还认为，学校的很多评价体系使孩子们在自己不够好的感觉中长大。童年不易，有太多东西抑制了创新精神，让孩子们感觉自己一无是处。

如果你有一个很不幸的童年，那么时至今日你可能仍在拒绝你的内在小孩，甚至可能你仍没有意识到，内在的你就是那个不快乐的小孩，那个曾经的你，那个仍在被责罚的孩子。这个小孩需要治愈，需要你未曾得到的爱，你是唯一能够给予他这份爱的人。

我们可以采用一种好的练习方法：常常与我们的内在小孩交谈。我喜欢在一周里安排一天时间，无论去哪里，都带着我的内在小孩。当我早上醒来，我说："嗨，露露贝拉，这是我们的一天，来吧，我们找乐子去。"然后，这一天里的每一件事情，我都和她一起做，我和她说话，或大声或沉默，向她解释我们在做的每一件事。我告诉她，她有多美，有多聪明，我有多么爱她。我会对她说当她是小女孩时，想要听到的所有话语。到这一天结束时，我感觉很好，而且我知道我的内在小孩很快乐。

你可以找一张自己儿时的照片，放在显眼的地方，也可以在旁边放上一些花儿。无论何时经过照片时，都对她说："我爱你，我在这里照顾你。"你能治愈你的内在小孩，当这个小孩快乐时，你也会快乐。

你也可以写信给你的内在小孩。拿出两支不同颜色的笔和一张纸，用你惯用的那只手写下一个问题，然后用另一支笔和另一只手，在另一张纸上，让你的内在小孩写下答案，你将看到让你惊讶的答案。

约翰·博拉德三世（John Pollard III）《做自己的父母》（Self-Parenting）一书中提供了大量丰富的练习内容，教你如何与你的内在小孩建立联系，如何与之交谈。当你准备好要进行疗愈，你就能从中找到合适的方法。

你在儿时接收到的每一条负面信息，都可以被转换为一种积极的陈述。为构建自尊，请让你的自我交谈成为积极肯定的心流，你将在心中种下新的种子，如果你辛勤浇灌，它们将会生根发芽，茁壮成长。

* * *

构建自尊的自我肯定

我被爱着且被需要。

父母非常爱我。

父母为我骄傲。

父母鼓励我。

我爱自己。

我头脑聪慧。

我极具天赋与创造性。

我身体健康。

我有很多朋友。

我很可爱。

人们喜欢我。

我知道如何赚钱。

我有本事存下钱。

我很友善，懂得关爱。

我是个很棒的人。

我知道如何关照自己。

我喜欢自己的样子。

我喜欢自己的身体。

我足够好。

我配得上最好的。

我原谅曾伤害过我的人。

我原谅我自己。

我接受我之为我。

我的世界很完美。

我就是我，完美的我

我就是我，增一分则多，减一分则少。我不需要向任何人或事物去证明我自己，我知道自己是造物主的完美杰作。在生命的无限长河之中，我有诸多身份，每一个身份都是这一生的完美杰作。我满足于成为此时此刻的自己。此时此地的我，是完美无缺的我。我很富足，我的人生充盈美满，无须更多雕饰。我今日爱自己更甚于昨日，我当自己是被深爱之人。我珍爱自己，我充满喜悦与美好。爱之于我如养分，滋养成就我。越爱自己，则越爱他人。让我们一起殷勤滋养这美丽新世界。心怀喜悦，我认识到自己和生命的完美。就是如此！

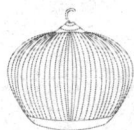

第二章　我们都是智慧女性

现在，我要重拾我的女性力量。倘若此刻我的生命中并无如意郎君，我仍可以成为自己的良偶佳伴。

许多事要做，许多东西要学

生命踏浪而来，既学习经验，也经历变革。一直以来，女性从属于男权思维体系并为其所支配，我们被告知什么是可以做的、何时可以做、该怎么做。当我还是个小女孩时，我就知道走路要跟在男人身后两步远，要抬头和他们说话，并且问他们："我该想什么？我该做什么？"实际上没人告诉我要这么做，但我观察到我的母亲是这么做的，于是我也就学会了这样做。在她那个时代，她学到的是要完全服从男性，所以她对虐待逆来顺受，于是我也如此。这充分说明了我们是怎么学到我们的行为模式的。

花了很长时间，我才意识到这些行为并不正常，作为女性，也不该如此。从此我慢慢改变了我内心的信念系统、我的意识，开始建立自我价值感和自尊。同时，我的世界也发生了变化，我不再依附于爱支配和虐待女性的男性。内在的自尊和自我价值感是女性拥有的最重要的财富，如果我们没有这些品质，那就要去发展这些品质。当我们的自我价值感足够强，我们就不会再接受劣势地位和虐待行为，只有认为自己不够好或没有价值的人才会接受这些。

不管我们来自何处，也不论我们在儿时遭受过怎样的虐待，现在，我们都可以学会爱自己，珍视自己。作为女性和母亲，我们可以教自己发展出自我价值感，并且自然而然地将这一特质传递给我们的孩子。我们的女儿将不再忍受被他人虐待，我们的儿子将会尊重他人，包括出现在他们生命中的所有女性。没有哪个小男孩生来就会施暴，也没有哪个小女孩生来就是受害人或缺乏自我价值，虐待他人或缺乏自尊都是习得行为。孩子们是学来的暴力，学来的逆来顺受。如果我们想要社会中的成年人相互尊重，我们必须培养这个社会中的孩子温和待人、自尊自爱。只有这样，两性间才能真正地互相尊重。

让我们共同行动

提高女性地位并不意味着要打击男性。打击男性和侵害女性一样糟糕，自我打击也是浪费时间，这都不是我们想要的，这也会使我们全都陷入困境，我感觉这困境由来已久。责备我们自己或者责备男性都于事无补，只会让我们更加软弱无力。责备就是一种软弱的行为。对身处这个世界的男人来说，我们能为他们做的最好的事，就是不再成为受害者，并且和男人共同行动起来。每个人都有自尊，并且都能去尊重他人。我们想要内心充盈着爱，视这个星球上的每一个人都需要爱。女性携起手来能排山倒海，世界也将变成更美好的家园。

正如我之前提到的，本章主要为女性而写，但男性也能从中获益，因为适用于女性的方法也适用于男性。女性要知道——真正知道——她们不是二等公民，所谓女性是二等公民这种看法是社会上部分人群编造的谎言，完全荒诞无稽。灵魂无等级之分，更不分男女。我知道，在女权运动诞生之初，女性如此愤怒于针对女性的不公平待遇，以至于将这一切都归咎于男性。这在当时是可以理解的，因为当时女性需要摆脱她们所遭受的挫折，这就像某种治疗。如果你去进行心理治疗，以期治愈在童年时期备受虐待的创伤，那么，你必须表达出你所有的情绪感受，才能获得治愈。那些长期遭受压迫、备感压抑的人，在第一次感受到自由时，往往变得狂热而不受控制。

然而，一旦给予人们时间去表达他们的情绪、情感，这些变化不定的局势就会平稳得多，这也是现今女性的状况。是时候释放愤怒、谴责、受伤害的情绪及无能为力感了。现在，是女性认识并主张自己的力量的时候了，是女性主导自己的思想的时候，是女性开创自己想要的平等世界的时候了。

当女性学会用积极的方式关照自己，拥有自尊和自我价值感，整个人类生活，包括男性的生活，都将在正确的轨道上突飞猛进。两性间将互尊互爱，男人和女人将以彼此为荣，我相信我们能够创造一个新世界，我们可以相互祝福相互促进，所有人都快乐而圆满。

改变，我们能实现

长久以来，女性希望拥有对自己人生的更多主导权。现在，我们有机会成就自己。是的，在收入方面和法律权力方面男女间仍有很多不平等，我们仍在努力争取法庭上的权益。法律条文为男性而书写，即便是在强奸案中，法庭讨论的也是一个理性的男人会怎么做。

我鼓励女性从根本上开展运动，重写美国的法律，以使法律对男性和女性同等有利。当女性团结一致，支持一个观点的时候，她们具有巨大的集体力量。记住，是女性选出了比尔·克林顿，这主要是出于对安妮塔·希尔（Anita Hill）事件的反应（1991 年，安妮塔·希尔在全美电视直播的听证会上，控诉最高法法官托马斯对自己进行性骚扰，受世人瞩目。时任总统老布什在听证会后仍提名托马斯为大法官。随后的总统大选中克林顿获胜，1992 年克林顿当选总统）。需要谨记的是，我们的力量、我们集体的力量，女性团结起来投注在一项事业上的力量是巨大的。1920 年前，女性还在投身于争取投票选举权的运动，现在，我们已经可以担任重要的政府职务了。

已走过的漫漫长路，我们不想遗忘。然而，我们正在进入变革的新阶段，我们还有许多事要做，还有许多东西要学。女性的自由现在正面临新的挑战，我们需要创造性的解决方案，对所有女性来说都是如此，包括那些独立生活的女性。

机会无限

100 多年前，一个未婚女人只能在某户人家做女仆，且通常没有报酬。她没有地位，没有话语权，不得不承受这既定命运。是的，在那时候，事实就是，一个女人需要一个男人才能获得圆满的人生，有时候甚至只是得以生存。甚至 50 多年前，一位未婚女性的选择也是极其有限的。

今天，对一位未婚美国女性而言，整个世界都在向她敞开，她可以最大程度地发挥她的才能和保持她的信仰，她可以旅行，可以选择工作，可以赚足够的钱，可以结交朋友，可以培养自尊心。如果她愿意，她甚至可以拥有多个性伴侣和多段恋爱关系。现在，一位女性可以选择做单亲妈妈，这也被社会所接受，就像许多著名演员、艺术家和公众人物所做的那样。她可以开创她自己的生活方式。

悲哀的是许多女性还在哀叹身边没有一个男人可以依靠。如果我们未婚或者没有伴侣，我们也不必觉得自己不完整。当我们"寻找"爱时，是在说我们没有爱。但我们有内在的爱相随，没有人能给予那种我们给予自己的爱。一旦我们给自己以爱，就没有人能带走这份爱。我们要停止"在所有错误的地方寻找爱"。沉迷于找到一个伴侣是不健康的，就像保持一段令人沉溺的或不正常的关系一样。如果我们沉迷于找到一个伴侣，那么这种沉迷反映了我们的缺失感，这和其他任何上瘾行为一样是不健康的，这是在用另一种方式说："我哪里错了吗？"

在"沉迷于找到一个伴侣"的过程中，我们会产生如此多的恐惧，以及如此多的"我不够好"的感觉。我们为了要找到一个伴侣给自己太多压力，以至于如此多的女性受困于虐待关系中。我们根本不必这样对待自己！

我们不必给自己的生活制造麻烦和痛苦，也不必感受到如此的孤独和不幸。所有这些都是选项，我们可以创造新的、支持我们实现自我的选项。的确，我们已被迫接受有限选择，但这已是过去。

要记得，力量的关键点总是在当前这一刻，我们可以现在就开创属于我们自己的新天地，视我们的独处时间为珍贵礼物！

中国有句俗语说："女人能顶半边天。"现在是时候实现这句话了。如果我们哭泣、愤怒，让自己成为受害者，把我们的力量拱手让给男性和整个社会体系，我们不可能学会如何顶起半边天。男性不能让我们成为受害者，是我们给了他们伤害我们的力量。男性是我们生活中的一面镜子，映照出我们如何看待自己。所以，我们常常指望别人让自己获得被爱感与连接感，而这时他们所能做的只是像镜子一样反照出我们与自己的关系而已。因此，我们要想进步，真正需要的是改善这一最为重要的与自己的关系。我愿意尽我最大的努力来帮助女性，让女性用最为积极的方式来接受和运用自己的力量。

最重要的爱是爱自己

我们都要明白，生命之爱源于自己。我们常常寄望于找到"如意郎君"来解决我们的所有问题，"如意郎君"可能是我们的父亲、男友或者丈夫。现在是时候让我们来做自己的"如意郎君"了。怎么才能做到呢？首先，坦诚地看待自己的缺陷，这不是看自己出了什么问题，而是看给自己设置了什么样的限制，正是这些自我设限阻止我们成为更好的自己。是的，许多这些限制是我们在儿时学习到的，但是如果我们曾学会它们，我们现在也能忘却它们。要认识到我们想要学会爱自己。

下面，我们就来制定若干指导原则。

⊙ 停止所有批评

批评是无用行为，从来不能获得任何积极结果。不要自我批评，现在就停止；也不要批评别人，因为我们在别人身上发现的缺点，只不过是我们不喜欢的、自身具有的某些东西罢了。消极地看待他人是限制我们自己人生的最大障碍之一。只有我们自己能评价自己——他人不能，神不能，宇宙也不能。请自我确认："我爱自己，肯定自己。"

⊙ 不要恐吓自己

停止恐吓自己。很多时候我们用自己的思想吓唬自己。一段时间里我们只有一种思维，让我们学会积极正面的思考，这样，我们的思维可以让自己的生活变得更好。如果你发现自己正在吓唬自己，请立即肯定地说：我要放自己一马，不再吓唬自己。我是生活中一个神圣非凡的存在，从这一刻起我生活圆满。

⊙ 致力于与自我的关系

我们如此致力于与他人的关系，却只是偶尔抽时间光顾一下自己。从今以后，我们要把关注点放在自己身上。那么，请真正喜欢自己，致力于爱自己，照顾自己的内心与灵魂吧。请肯定地说：我最爱的人是自己。

⊙ 用爱对待自己

尊重和珍惜自己。当你爱自己的时候，你会对别人的爱更加开放。爱的法则要求你把注意力集中在你想要的东西上，而不是你不想要的东西上。专注于爱你自己。请自我确认：我爱现在的自己。

⊙ 善待自己的身体

身体是珍贵的殿堂，如果你想拥有长久丰盛的人生，那从现在开始，好好照顾自己。要让自己看上去不错，最重要的是，自我感觉也要很棒，营养和锻炼都很重要。要保持身体柔韧、行动敏捷，直到你在这美丽星球的最后一天。请肯定地说：我是健康的、快乐的、完美的。

⊙ 教导自己

我们常抱怨不知道这个，不懂得那个，所以不知道要做什么。但是你机敏聪明，你可以学习。到处都能找到用于学习的书籍、课程。

如果担心钱的问题，那就去图书馆。我本人会持续学习，直到最后的日子来临。请肯定地说：我一直在学习和成长。

⊙ 给自己做财务规划

每位女性都有权拥有自己的金钱，这是显而易见的，我们要接受这个观念，这是自我价值的组成部分。我们总可以从一个较低的水平起步，关键是要持续储蓄。自我肯定用在此处非常重要，比如说，我的收入正在不断增长，无论发生何种变故，我都可以富足无缺。

⊙ 发挥你的创造性

创造性可以是能让你自我实现的任何事，可以是烘烤一个馅饼，也可以是设计一座大楼。给自己一些时间展示自己。如果你需要照顾孩子，时间仓促，可以找朋友帮你照顾孩子，你也可以帮朋友照顾孩子，你们都应该有自己的时间，也值得这么做。请肯定地说：我总能找到时间进行创造。

⊙ 欢乐与幸福包围着你

欢乐和幸福一直蕴藏在你身上，请与之连接，让你的生活被欢乐包围。可以每日进行自我肯定：我的世界以欢乐和幸福为中心。

⊙ 发展与生命的深层次连接

这种连接可能与你从小接受的宗教信仰有关，也可能与之无关。作为孩子，你别无选择。现在，作为成人，你可以选择自己的精神信仰。独处是生命中的独特时光，你与内在自我的关系是最为重要的，让自己有安静的时间思考，接受你内心的指引。请肯定地说：我的精神信仰支持并帮助我成为我自己。

你可以将上述指引打印出来，并用一两个月的时间每天读一次，直到它们已经牢牢印在你的意识中，并成为你生命的一部分。

爱有很多种

许多女性可能一生都不会有孩子，但是千万不要认为女人没有孩子就是不完整的。我总认为万事都有因由，如果没有孩子，可能意味着你此生要做其他事情。如果你渴望有一个孩子，并且确实感到没有孩子是一种缺失，你可以为此感到悲伤，然后继续向前走。生活需要继续，不要永远停留在悲伤之处。请肯定地说：我认为发生的一切都是完美的，我很满足。

别让医生拿你的身体做实验。当我们用非自然的方法迫使身体去做某件事，而以身体的智慧来说，这件事是它不想做的，那我们无疑在自找麻烦。千万不要愚弄自然母亲，看看现在许多隆胸女性遭遇到的麻烦吧。如果你拥有的是小乳房，请为此感到愉悦。你的身体，正是你所选择的，正是你想要的，这正是你之为你，请为此感到幸福。

我知道，也许今生今世我没有孩子。我接受这一切，这对此生的我来说，是完美的安排。世上有许多遭受遗弃的孩子，如果我们真正想要满足自己的母性本能，收养孩子是个不错的选择。我们也可以养育其他女性，在你的羽翼之下庇护一位迷失的女性，帮助她展翼飞翔。我们还可以解救那些遭受遗弃的、被虐待的以及那些无家可归的动物。

还有许多单亲妈妈在奋力独自抚养孩子，这是非常艰难的工作，我为每位经历这一切的女性鼓掌，这些女性真正知道"累"意味着什么。

但请记住，我们不必成为"超人"，也不必成为"完美父母"。如果你学过一些技巧，阅读过一些现今杰出的育儿方面的书籍，如果你是一位有爱的父母，你的孩子有很大概率成长为你愿与之为友的那一类人。他们将成长为能够自我满足的个体，能够获得成功的个体。自我满足带来内在的宁静。我认为，我们为孩子所做的最好的事情，就是学会爱我们自己，孩子总是会向榜样学习。你可以有更好的生活，同时他们也将有更好的生活。给父母推荐一本非常棒的书，由韦恩·戴尔（Wayne W. Dyer）博士所著的《孩子真正需要的是什么》（*What Do You Really Want for Your Children*）。

作为单亲妈妈，也会有积极的一面。现在，女性有机会抚养自己的儿子，使他成为她们想要他成为的那种人。女性对男性的行为和态度有诸多抱怨，然而，正是女性养育自己的儿子，使其成长为如今这样的男性。责备是一种能量的浪费，是另一种无能为力的行为。如果想要我们生活中的男性友善、有爱，肯认知他们敏感、温情的一面，那么这一切都取决于他们是如何被抚养长大的。

如果你是一位单亲妈妈，首先，不要去诟病你的前夫，因为这只会教会你的孩子婚姻是一场战争。母亲是独一无二的，母亲比其他任何人对孩子的影响都要多。当女性共同致力于此，仅在一代人间，就可以得到我们期待的那种男性。

让我们问自己几个问题，在诚实地回答这些问题时，我们的答案会指引我们人生新的方向。

我如何抓住现在，创造最美好的人生？

我想要从男人那里得到什么？

我认为自己需要从男人那里得到什么？

我自己能做些什么去填补这些领域（不要期望男人为你做每一件事，这对他来说是一个沉重的负担）？

什么能实现自我？我怎样获得它？

当无人贬低我时，我还有什么借口呢？

如果我的生命中再也不会有一个男人，我将会因为这一缺憾毁掉自己吗（或者，我将会创造精彩的生活，变成其他女性的指路明灯？没错，一位引领者、指路人）？

我能赋予生命什么？我的目的是什么？我是来学习什么的？我是来教授什么的？

我怎样与生命和谐相处？

请记住，在你的思想中，哪怕最微小的一点积极改变，也能解决最严重的问题。当你提出关于生命的正确问题，生命便会给予你答案。

找到你的内在资源

没有一个男人，我怎么能够使自己圆满？仅仅这么个小问题就能变成许多女性恐惧的来源。我们要认识到这些恐惧，并跨越这些恐惧。苏珊·杰弗斯（Susan Jeffers）医生写了一本关于这一主题的书《惧动力：拓展自我的根本力量》（*Feel the Fear and Do It Anyway*）。我也高度推荐她的书《向男人敞开心扉》（*Opening*

Our Hearts to Men)。

《单身女性：创造愉快而充实的生活》(*Women Alone: Creating A Joyous and Fulfilling Life* ）是一本由艾欧妮·简森（Ione Jenson）和朱莉·基尼（Julie Keene）合著的书，书中揭示了给单身女性的众多选择。几乎每位女性都会在生命中的某一阶段有过单身的经历，可能是年轻未婚，也可能业已离异，或者丧偶。每位新娘在有小孩之前，都要问自己一个问题："我愿意独自抚养我的孩子吗？"同样，每位已婚女性都要问自己："我准备好了独自生活吗？"

正如《单身女性：创造愉快而充实的生活》的作者所说："时代变迁，观念转变，是时候在更广阔的背景下审视这种'没有忠诚伴侣'的生活状态了。作为单身女性，可能社会正号召我们成为新的时代先锋，在我们的星球上引领新的生活模式。在开创新的人生模式时，我们将发挥重要的作用。"

我认为，在今天，每一位女性都是开路先锋。早期先锋女性照亮了道路，她们甘冒风险，她们对抗孤独和恐惧，她们艰苦度日，她们不得不为自己建立避难所，不得不为自己寻求食物。即便结了婚，她们的男人通常也会长时间离开家庭，女性不得不照料自己和孩子们。她们必须找到自己的资源，她们为在这个国家安顿下来打下了基础。而今天的先锋女性，正如你我，我们有着令人难以置信的机会实现自我，实现性别的平等。无论身处何方，我们都将绽放芳华。

从心理成熟的角度来看，女性正处于生命变革的高峰期，女性从未像现在这样优秀。对我们来说，是时候决定自己的命运了。人生有多种可能性，远远超过我们目前能够想到或经历过的一切。女性迎来了前所未有的诸多机会。携手其他女性，提高所有女性的生命质量的时候到了！而女性所做的这一切也将反过来提升男性的生命质量。当女性感到充实、完满和快乐，她们将会成为最好的母亲，成为最适宜与之共同生活和工作的人。相应的，男性将感到更为舒适。我们将相互祝福，共同成就。

我们有必要制订一个"女性成功生活指南"，它不仅仅是女性生存手册，也将为女性创造新的生活范本。我们要鼓励每位女性尽其所能做到最好。如果我们妨碍其他人，这种妨碍也将以某种方式妨碍我们自己。如果我们给予别人鼓励，生活也将会以某种特别的方式给予我们鼓励。生命非常慈悲，生命仅仅要求我们慈悲地对待我们自己，慈悲地对待我们的邻居。

找到"如意郎君"只是众多可能性中的一个选项。如果你单身，请不要因为还没有找到一个男人而止步不前，请继续过好自己的生活。倘若不能如此，你可能会失去你的人生——你的整个人生。

毫无疑问，男人是具有魔力的生物——我爱男人！但是，那些致力于追求男女平等的女性缺乏雄心和原创性。我们不想模仿其他什么人，我们要成为我们自己。正如路易斯·弗雷尔（Lois Forer）法官在她的著作《面对男人与金钱时，每个女人需要知道些什么》

〔*What Every Woman Need to Know Before（and After）She Gets Involved with Men and Money*〕中所说："女性的目标不是模仿男性，而是成为完整的、充实的人类——女性人类，享有所有这个国家的公民能享有的所有权利、权力和资格，同时也享有作为一个女性独有的快乐。"

我们要找到自己的内在源泉和我们与宇宙的联系，我们要找到自己的内在核心并善加运用。我们的内在都藏有珍贵财宝，智慧、平和、爱与喜悦，这些财富近在咫尺，我们本可更深层次挖掘自身的新潜能，并做出新的选择。我们，身为女性，曾为制度所限，无奈接受有限的选择。许多已婚女性更是极度孤独，因为她们感到自己已经没有选择，她们已经将自己的力量拱手让人。她们所做的正如我过去所做的——她们指望一个男人，并且说："我该想什么？做什么？"为改变我们的生活，请记住，首先我们要在观念上做出新的选择，我们改变了自己的思维，外在世界将给予我们截然不同的回应。

连接内在宝藏

现在，我请各位进入自己的内在，改变自己的思维，与自己的内在连接，并运用它们。当我们与自己的内在连接，我们就将生命存在之瑰宝赋予了生活。请每天与自己的内在连接。

请特别地对待自己，当自己是一位被深爱着的朋友。每周与自己进行一次约会，并且保持这一习惯；去餐厅吃顿饭，看一场电影，参观一次博物馆，或者来一次运动，只要是你特别喜欢的就行。为此，请精心打扮自己；摆出最好的餐具；穿上最舒适的内衣；不要留着这些好东西等有伙伴时才用，你就是自己的伙伴；让自己做做美容、按摩，好好宠爱自己。如果没有那么多的钱，也可以找一位朋友，相互帮忙做个美容或按摩。

请善待生命，随时做善事。为他人付停车费；在公共洗手间，请用纸巾擦干净洗手池，将废纸丢进垃圾桶，让下一个人有舒适的洗手间可用；在海滩或公园捡拾垃圾；送一朵鲜花给陌生人；和流浪者聊聊天；给圈子里的人做一次疗愈冥想；告诉别人你多么感激他或她；给孤独的老者读读书。行善使我们心情愉悦。

我们于孤独中出生，于孤独中死去，但我们可以选择如何度过生死之间的岁月。我们有无限的创造性，我们想尽可能找到愉悦。我们中的许多人被教养得认为自己无法照顾好自己，而当我们知道自己可以时，感觉真是棒极了。请对自己说："无论发生了什么，我都知道我能应对。"

我们要创造一个丰富的内在世界，让你的思想成为你自己最好的朋友。大多数人不断地进行重复性思维，我们平均每天有 6 万个想法，但大多数想法都是我们昨天，或者前天，或者更早之前已经有过的。我们的思维模式可能陷入消极、一成不变。请每天探索一些新思维、一些创造性的思想，用新的思维和思想处理事情。拥有坚强的人生哲学——能够方方面面支持你的人生哲学。以下就是我的自我肯定：

> 我总是很安全，我被神圣地保护着。
>
> 所有我要知道的都已经展示在我面前。
>
> 我需要的一切都以完美的时间或空间顺序到来。
>
> 生活是一种喜乐，生活充满爱。
>
> 我正爱着且被爱着。
>
> 我富有活力而健康。
>
> 无论如何变化我都芳华正盛。
>
> 不管要做什么，我都会成功。
>
> 我希望改变和成长。
>
> 在我的世界，一切刚刚好。

我经常重复这些句子，如果有些事在某方面搞砸了，我会一遍一遍地说出这些句子。例如，如果我感觉略有小恙，我会说，我是富有活力而健康的，直到我感觉好些了。如果我走在黑暗的地方，我会重复地说，我总是很安全，我被神圣地保护着。这些信念已经成为我的一部分，所以我能在瞬间想到它们。请今天就列出能反映你人生哲学的类似清单，你可以随时进行更改或添加。现在就创造你的个人法则，为自己创造一个安全的宇宙。在世上唯一能够伤害你的身体或者你周围一切的就是你的思维和信念，而这些思维和信念是可以改变的。

现在，你和你的完美伴侣——你自己——在一起！在你降生之前，你已选择今生今世你将成为什么样的人。现在你要和自己共度一生，请享受这一关系，使其成为你拥有的最美好、最有爱的关系。爱你所选择的这躯体，它将陪你共度此生。如果你想要改变你个性中的某些东西，那么请带着爱和欢笑——很多欢笑——去改变、去改变。

这些都是我们灵魂进化的组成部分。我相信生活在当今时代是最为激动人心的，每天早晨醒来，我都为自己在此生活并经历这所有一切而感谢上帝。我深信自己的未来是美好的。

* * *

给女性的自我肯定

请选择那些能使作为女性的你变得更为坚强的自我肯定，每天至少进行一个自我肯定：

我发现自己是如此优秀。

我看到内在的我是如此非凡的存在。

我如此明智如此美丽。

我爱我所看到的我。

我选择爱自己，使自己快乐。

我就是自己的女人。

我主宰我的人生。

我发展自己的能力。

我可以自由地成就一切可能。

我有了不起的人生。

我的生活里充满爱。

我生活中的爱来自我。

我有权支配我的生活。

我是一个强大的女性。

我值得爱和尊敬。

我不从属于任何人，我是自由的。

我愿意学习新的生活方式。

我自力更生。

我接受并运用自己的力量。

我安于单身生活。

我因目前境遇而喜悦。

我爱自己、赞赏我自己。

我喜爱、支持出现在我生命中的女性，并为此感到高兴。

我对我的生活感到极大的满足。

我探索各种爱的形式。

我喜欢作为女人。

此时此刻此地，我爱生活。

我让爱充满我的生活。

我将这独身时光当作给自己的礼物。

我感觉到自己圆满而完整。

我是安全的，我的世界一切安好。

我是强大的女性，极度值得爱和尊敬。

现在，我愿见识非凡之我

我本该成为非凡的女性，而每一个负面的、破坏性的、令人恐怖的思维和想法，都会妨碍我。现在，我选择从脑海中和生活中消除这妨碍我的一切。现在我自力更生、支持自己、为自己考虑、给予自己所需要的一切。成长对我来说是安全的，我越使自己完满，人们越爱我。我加入疗愈其他女性的女性行列。我是这星球的福星，我的未来光明而美好。就是如此。

（本章主要写给女性。但是，男性也请记住，女性共同拥有的力量越强大，就对男性越有利。这理念适用于女性，也适用于男性，只是将"她"换作"他"，女性已经如此做了许多年。）

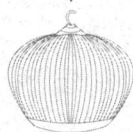

第三章 健康的身体，健康的星球

我细心照管身体这神圣的殿堂，用富于营养的食物来为她补充能量，积极锻炼使她保持活力。我爱自己身体的每一部分。我的身体总是知道如何疗愈自己。

疗愈花园

我真实地感到，现在的我与一切生灵合而为一。我，与这季节、这天气、这土壤、这草木、这栖息在地球上和海洋里的每一个生物、这飞翔在天空中的每一个生命，和谐共鸣。毫无例外，我们都呼吸着同样的空气，生活在同一片土地，饮用同样的水源，我们紧密地相互依存在一起。

当我在花园里劳作，满怀爱意地给土壤施肥、种植、收获，周而复始，我感受到这种和谐感、这种统一性。我可以选一小块粗粝贫瘠且通常满是杂草的土地，慢慢地使其变成沃土良田，使其适宜各种生灵的生长。这就好比，选取头脑中充满了破坏性思维和模式的那一部分，用心去浇灌、滋养，使其能够创造并支持健康的、丰富的经历。积极正面的、充满关爱的思维会创造幸福，而消极负面的、恐惧仇恨的思维会导致疾病。

我们可以疗愈自己的思想，可以疗愈自己的灵魂，可以疗愈一切赖以生存的土壤。我们可以帮着创造出一个健康的星球，在这个星球上，我们都能绽放芳华，都能生活得喜乐祥和。只有当我们爱自己，我们才能完成这一疗愈。不尊重自己的人很少尊重环境，甚至很少感到有必要关心环境。只有当我们与自然和谐相处，才能把我们的地球变成富饶的家园。当你在花园里发现了蚯蚓，你就知道，你已经创造了一个养育生命的环境。

地球是我们赖以生存的母亲，地球不需要人类就能生机勃勃。在我们来到这个星球之前，地球母亲已经好好地运转了很久。如果我们不与她建立友爱的关系，我们就是无望之人。是时候了，该我们来扭转这人为的毁坏了。

在已过去的 200 年——所谓的文明进化的 200 年——我们对这个星球造成的破坏，超过了过去 20 万年。我们为地球所信任和托付，成为地球的管家，可是这样的结果实在是说不过去。

你不能砍掉一棵树，却还期望这里继续有和从前同样水平的氧气供应；你不能把化学废料倒入河道、湖泊和溪流，却还期望能喝到不影响身体健康的水，我们和我们的孩子现在已经开始喝这些不纯净的水了；你也不能一边向大气排放有毒化学物，一边期望空气能够自我清洁。地球母亲已经在竭尽所能去与这些人类的破坏行径做斗争了。

我们都需要与地球母亲发展出亲密关系，与她交谈，询问她，"我该怎样与你和谐相处？我怎样才能受你赐福并造福于你？"我们要爱这颗在太空中急速飞驰的小小星球，这正是我们所有的一切。如果我们不好好照管她，谁会来照管她？我们又将居于何处？如果我们不能照管好自己的星球，我们也就没有资格去外太空。

地球的意识存在于另一个时空，她并不在意人类是否存活。对于那些愿意花时间聆听的人来说，地球是一位伟大的老师。无论人类做些什么，生命不会就此终止，地球会继续运转，只有人类会无所归处，除非我们现在就改变行事方式。世上每个人，无论生活在何处，无论如何生活，都和地球有着不可分割的关系，请确保你和地球的关系是友爱的、有益的。

我的饮食哲学

我们获得食物的丰收，从而为身体准备了丰富的营养。简单地烹饪几样食材，我们就有适合于人类身体健康的食物。就拿美国来说，我们已经从健康饮食偏离到方便速食上太远了。我们是西方国家中肥胖问题最为严重的。我们过度食用高脂及充斥着化学物质的加工食品，我们消耗自己的健康，以此支持食品加工业。超市最畅销排行榜前五名的商品依次是：可口可乐、百事可乐、坎贝尔

（Campbell）汤、加工奶酪和啤酒。这些东西都含有大量的糖或盐，或同时含大量糖和盐，没有一样是有益健康的。

肉制品和奶制品行业——还不算烟草行业——贩卖大量商品给我们，并坚称大量摄取肉制品和奶制品有益健康。然而，正是大量摄取肉制品和奶制品导致了这个国家绝大多数乳腺癌（以及其他癌症）和心脏病的诞生。大量抗生素的滥用及过量使用导致了新的、前所未闻的人类疾病的诞生，抗生素在谋害生命！医疗界承认他们无法对付这些新的疾病，于是他们转而求助于富有的医药公司，让他们在动物身上做实验，只为创造一种仅会破坏人体免疫系统的新化学物。

基因工程制造的激素入侵我们的牛奶供应链，现在食用很多奶制品都变得对身体有害了，比如酸奶、黄油、奶酪、冰激凌、奶油酱、奶油浓汤，以及其他一切奶制品，包括我们钟爱的薄煎饼。这些激素还来自于制药公司，作为一个有心人，你得了解你所购买的牛奶是否包含基因工程制造的激素，询问零售商并寻求答案。

要弄清楚你给孩子吃的冰激凌是否正在缓慢地毒害他们。过去制作冰激凌只用纯奶、鸡蛋和糖，如今，制造商却没有在标签上注明诸多的合成配料。

我最基本的饮食哲学是：如果它是自然生长的，就吃，如果不是，就不吃。水果、蔬菜、坚果和谷物都是自然生长的，奶油夹心蛋糕和可口可乐不会自然生长。自然生长的东西才滋养身体，人造加工食品不能维持生命。无论包装上的图片多么美丽诱人，包装内的产品都是没有生命的。

你身体里的细胞是鲜活的，并且同样需要鲜活的食物才能生长和再造。生物界已经提供了我们所需饮食及保持健康的一切。吃得越简单，活得越健康。

我们的思想和饮食决定了我们的生活状态。要知道，种瓜得瓜，种豆得豆。

要注意我们喂养身体的到底是些什么！因为如果我们自己不在意，谁会在意呢？通过有意识的生活，我们防病于未然。可有些人把自己的身体当作机器，过度滥用，最后把自己送进身体商店里去维修。

我的治愈之路

我在 20 世纪 70 年代中期被诊断出患有癌症。就是在这时，我才注意到我的意识中漂游的所有消极思想，且不幸的是，我的身体里也囤积了大量有害的垃圾食品。

为了治愈自己，我知道最重要的是摒弃那些导致我身体如此不健康的消极观念，以及过去我不了解的、无益于身体健康的饮食方式。

第一步，我采用一种整体意识疗法。我借口说需要一定的时间来筹措手术费，请求医务人员在手术前给我 6 个月的时间。然后我找到一位很好的自然疗法医生，学到大量关于整体意识治疗的知识。

他让我这 6 个月采用完全新鲜食材的食谱。我对癌症诊断结果十分畏惧，所以我不折不扣地执行了这份食谱。我吃了大量的芽菜和芦笋，接受大肠水疗和足底反射疗法，并使用咖啡灌肠剂。我还长时间散步、祈祷，参加密集的治疗，以释放童年时期累积的怨恨和不满。最重要的是，我尝试宽恕和谅解，学着珍视自己。通过治疗，我学会看清父母童年时期的真相，开始理解他们如此对我的背景，因而能够开始我的宽恕之旅。

我不能说这每一样都是灵丹妙药，但是，在 6 个月之内，我使得医生赞同我的观点：我不再有任何患癌的迹象。

身体的健康能量

从那以后，我发现了很多不同的整体治疗方法，并发现其中的一些比另一些对我个人的生活方式更为有利。我知道自己喜欢微波炉食品，但是这种烹调方式对我来说太浪费时间了。我还从安·威格摩尔（Ann Wigmore）和其他营养师的节目里了解到许多新鲜食材，我发现这些食材都非常干净美味。我的身体在夏天喜欢摄取很多新鲜食物，但在冬天我只能吃下有限的新鲜食物，因为我的身体会嫌恶它们太凉。

哈维·戴蒙德（Harvey Diamond）和玛丽莲·戴蒙德（Marilyn Diamond）在其书《健康生活饮食法》（*Fit for Life*）中介绍的食物组合方法也是另一个健康的选择。作者建议在早上只吃水果，并且避免在同一餐中同时摄入淀粉和蛋白质，也就是说，可以用淀粉搭配蔬菜，也可以用蛋白质搭配蔬菜。每一组食物需要不同的酶才能完全消化，如果同时摄入淀粉和蛋白质，不同的消化酶会相互抵消其作用，导致消化不完全。正确的食物组合不仅有助于消化，也能帮助减肥。

探索多种不同类别的体系方法——无论是什么，只要对你最为有益——可以让我们形成最有利于自己身体的食物组合食谱。

对我来说，我的新饮食观带来的结果，完全体现在我的整体状态上。当我开始学习营养学，我学会了吃更健康的食物。就像我开始意识到生命的法则，开始更健康地思考一样。今天，在我75岁的时候，我比30年前拥有更多的能量，我能在我的花园里工作一整天，能提起将近20公斤的肥料袋。我发现，如果我有点流鼻涕，我也能迅速地缓解。如果某次聚会我玩得太累，那么第二天我知道吃什么样的食物让我恢复精力。总之，我过着更健康、更快乐的生活！

清理你的食谱

食用过多的加工食品和添加剂会破坏身体平衡。白面和糖会导致不健康，被过度喷洒农药的农产品、过量摄入的肉类和奶制品也是如此，所有这些都会增加体内的毒素。就身体健康而言，关节炎就是由毒素造成的——身体里沉积了太多的酸性物质。一份满是谷物、蔬菜和新鲜水果的食谱是踏上健康之路的第一步。

同时，你要真正留心你吃了什么及吃了之后的感觉。比如，如果你吃了午餐，并且一小时之后就想睡觉，那么很明显，你吃了什么不适合你的东西。请开始记录下哪些食物令你精力充沛，并多吃这些食物。弄清楚哪些食物令你精神不济，并从你的食谱中删掉这些食物。

如果你发现你对很多东西过敏，我的第一个想法（就意识疗法而言）可能是，"你对谁过敏？"就身体健康而言，你可能要去寻找一位好的营养师。如果你不知道去哪里找一位营养师，我会建议你去当地的健康食品商店，请店里的员工为你推荐，他们通常认识当地的健康专家。我所寻找的新营养师是这样一个人，他能够根据我的独特需求，为我量身定制一份食谱。只能拿出一份标准化食谱给每个人的营养师，不是我要找的。

我发现，对我身体有很大危害的牛奶，可以用豆奶代替，越来越多的超市开始销售豆奶了。我的身体不太适应豆制品，我用一种叫作"米之梦"的米奶代替豆制品。原味米奶非常适合直接饮用，也适用于各种烹调方法，香草味和胡桃味的制作甜点会很美味，我经常用香草味的泡早餐谷物（有时候也会用苹果汁这么做）。

我发现禁食也是一种清洁身体的好方法。一两天中只喝水果或蔬菜汁，或者钾肉汤（添钾的汤），对身体非常有益。但是我认为，更长时间的禁食只能在非常精通禁食，并且接受过正式培训的专家建议下进行。

如果你决定采用果汁禁食（或者任何时候你只是想要制作美味果汁），有个自己的榨汁机会非常方便。我个人比较喜欢冠军榨汁机（Champion Juicer），它比较大且厚实，可以用很长时间，它也是我所知道的可以打碎冰冻水果的唯一一款榨汁机，冰冻水果做出来的果汁尝起来就像冰激凌或冰冻果子露。这款榨汁机也很容易清洗，诀窍在于使用后就马上清洗。请在喝果汁前，先彻底冲洗榨汁机。如果你把它放在那儿，那些小孔洞就会被堵塞，变得很难清洗。也有一些离心榨汁机，适用于处理小块水果和蔬菜，但它们较难清洗，制作大量果汁时容易超载（难以用来榨很多果汁）。

只要有机会，一周里我总会花一天时间躺在床上休息、阅读，或在电脑上写作。我待在床上，吃得很少，有时候只是喝点流食，第二天我感觉自己焕然一新，拥有更多能量。这是爱自己的行为。

是的，我时不时还会吃点儿肉。虽然我吃大量的蔬菜，但我并不是一个全素食主义者。我的身体每周需要吃一两次肉，但我尽量坚持吃新西兰羊肉，或者少量的无激素牛肉或散养小牛肉，偶尔吃点鸡肉或鱼肉。

我也用了一段时间慢慢减少食物中的含糖量，现在几乎不用糖了。当我在家做饭时，用一种叫作"水果调味汁（Fruitsource）"的产品，这是一种多用途的甜味剂，由葡萄和谷物提取而来。我自己是绝不会用人工甜味剂——你在餐馆桌上看到的那种，如果你读一下包装上的标签，你会发现上面说他们的产品对你的健康是不利的。

应对贪食症

渴求某种特定类型的食物，通常说明你的身体出现了某种不平衡。《食物与情绪：食欲背后的心理学》（*Constant Craving: What Your Food Cravings Mean and How to Overcome Them*）——这本由朵琳·芙秋（Doreen Virtue）博士所写的书正是为了解决这一问题。

当你渴求某些食物时，正是身体在试图弥补某些匮乏。例如，大量摄入蛋白质会使得身体渴望甜食，镁的缺乏则通常会激起对巧克力的渴望。一份充满蔬果和谷物的均衡食谱将会带来更均衡的口味，而你将会发现你的偏食症消失了。

很多人发现自己对高脂肪食品更为偏爱。你可能从各种公开信息上得知，脂肪摄入量越来越受到媒体关注，摄入过量的脂肪会导致血管堵塞、心脏病，当然还包括体重增加。不幸的是，我们大多数人是吃着高脂食品长大的，因此，开始吃一些清淡的食物可能是一种挑战。我们认为喜欢高脂口味是正常的——并且很好吃——一个双层芝士汉堡，配上薯条，满是不饱和脂肪和盐。然而，经过三天的禁食后，只喝果汁，简单的食物吃起来会很美味。因此，如果你发现你偏爱高脂食品和这种口味，试试以下自我肯定：

我喜欢简单的天然食物。

对我的身体有益的食物非常美味。

我喜欢身体健康、精力充沛。

低脂饮食的第一周可能会比较难，但是当你持续食用蔬菜、水果和谷物，尽量少用调味剂，你的味蕾将开始改变。可以用盐替代品来开始调节你的味蕾。比如，"蔬盐（Veg-Sal）"是一种只含有少量盐，却含有大量蔬菜成分的产品。即便使用了盐替代品，明智的做法还是让自己每天少用一些，直到你真正学会享受不加调味剂的食物。海鲜调味剂是用海藻制成的，搭配海菜饮食是非常好的方法。

治愈饮食相关疾病

我收到许多世界各地人们的来信，不断有人问到与饮食或营养相关的问题。因此，我想就这一问题和你分享我的一些想法。但是，请记住，这些只是我的个人观点。

⊙ 厌食症

我认为，导致厌食症的相关因素简单而明确，就是自我厌恶，同时加上不安全感、感觉自己不够好。在童年时代某个时刻，一些人开始认为自己出了什么问题，于是寻找借口去解释他们想象出来的不足——"如果我足够苗条，那我就是可爱的，且更聪明、更漂亮"等。与厌食症斗争的人要接受这样一个事实：你没有什么问题！你其实是很可爱的，最重要的是，你值得自己的爱。

⊙ 贪食症

贪食症的心理原因与厌食症非常相似，除了一点，厌食症永远会认为自己不够瘦，贪食症则会不惜一切代价保持自己的体形。贪食症患者将各种情绪一起塞下去，然后通过呕吐将其清除。这两类人的内在，都有一个极度渴望爱的小孩，他们需要知道的是，只有他们自己能够给予自己的内在小孩所需要的爱与接受。自我价值和自尊来自内在，而与外界无关。

对这两种症状的最佳治疗方式之一是专注于爱自己的集体心理治疗。这种治疗方法非常有益于我们认识到其他人正如我们一样爱我们并接受我们。当我们学会爱自己，我们会自然而然地开始关照自己，并认识到什么样的食物对我们的身体最为有益。健康而富于营养的食物本身并不能让内在受伤的小孩认为自己是可爱的。

⊙ 暴饮暴食

我认为体重增加是因为体内有毒素。长久以来，我们吃了太多各种错误的食物。没有必要通过痛苦的节食来减重，因为在你折磨自己一番之后，体重将会迅速反弹。最好的做法是追求健康，学会健康饮食，这么做就有助于减轻体重。如果你坚持吃健康的食物，体重就会减轻。朵琳·芙秋博士所著的《减掉一磅磅痛苦》（*Losing Your Pounds of Pain*）是一本很好的书，适合想要跳出自虐、高压和暴饮暴食怪圈的人们。

严格节食是自我厌恶的一种形式。它不代表自爱，也不能创造持续的改变。当真正自爱时，不需要节食，改变会自然而然地发生。桑德拉·雷（Sondra Ray）的著作《唯一健康的食谱》（*The Only Diet There Is*）可以教你如何从饮食中消除你的负面思维。

如果你有一个吃垃圾食品或者超重的孩子，请尝试做一个爱自己的榜样；请确保家中没有垃圾食品，并和孩子们一起学习营养学；请在有限的健康食物群中，让孩子们自己选择食物；和孩子们一起做实验，看看不同的食物怎样对你产生不同的影响；让新的饮食方式成为你的学习之旅；每周让孩子教给你一些关于营养学的东西。

请尊重体重过重的孩子。请记住，作为父母，是你在购物并控制什么样的食物可以带回家。然而，超重的孩子通常要应对没安全感的问题。试着去分辨是什么让孩子如此烦恼，以至于他们要用超重进行自我保护。你是否对他们太过严厉？你们之间的沟通哪里出了问题？对超重儿童来说，通常不仅仅是摄入过多食品的问题，还会有许多其他方面的问题。

当然，我必须得补充一点，快速增长的快餐店对孩子的健康造成了巨大的破坏。它们不仅仅让我们的孩子变得不健康、超重，同时，孩子们在成人后也会认为吃高脂没有营养的食物是正常的。有那么多超重的人口，就毫不奇怪。高脂高糖饮食导致多动症儿童、任性少年和许多监狱居民的出现。我们不需要节食，但我们需要回归天然健康的饮食。

⊙ 低血糖症

低血糖症患者总感觉生活压力过大，他们认为生活总有太多太多的问题要应对。通常，他们也会有点儿自怜，总是这样表达感情："这有什么用呢？"

处于这种状况的人需要少食多餐，饮食规律，他们需要保持血糖水平以保持精力。但食用糖是最坏的方法，因为糖会让血糖骤然升高，又骤然下降，让人有毁灭感。真正最适合吃的食物是谷物，因为谷物能够使血糖水平在较长时间内保持稳定。早餐吃天然谷物，热的或冷的，不加糖，能够在午餐前都让你保持体力充沛。同时，对低血糖的人来说，随身携带一些小块的、有营养的零食是很明智的，新鲜蔬菜、原味杏仁、小饼干或者一点豆奶酪，都是不错的选择。水果干则不是好的选择，因为它们被过度压缩，也太甜了。同样，好的营养师能够给你最好的建议。

⊙ 烟瘾

我 15 岁的时候开始吸烟，一直吸了很多年。那时候，我想显得自己优雅时髦，像个大人。我以为香烟能够帮助我平静下来，但实际上抽烟只是让我更紧张，并成为我应对情绪上不安全感的一种方法。就像大多数人一样，我上瘾了，并且最后花了相当长的时间才彻底戒掉。

香烟是许多其他事物的替代品。香烟可以是一层烟障，把人群隔开，也可以是同伴关系的替代品，一种控制情感的方法，一种打起精神的方法，甚至还可以是一种被误导的控制体重的方法。无论一个人出于什么原因开始吸烟，一旦吸上了，就会迅速上瘾，难以戒掉。现在，烟草公司还会添加物质，使吸烟者更易成瘾。

当吸烟者决定要戒掉烟瘾时，有非常多的方法可以做到。这不一定是一场孤独的战斗，但吸烟者需要真正地想要停止吸烟。如果你想戒烟，针灸可以帮你缓解烟瘾。也有一些顺势疗法的药方，嚼一小片甘草也会有帮助，你还可以去当地的健康食品店看看其他选择。

其他药物：用1磅半浴盐，采用Epsom盐浴，这会使尼古丁和焦油从皮肤中排除。盐浴后用一块白毛巾擦干身体，你会惊奇地发现白毛巾上有棕色残留物，那是皮肤分泌出的尼古丁。

⊙ 感冒发烧

从意识疗法而言，感冒与大脑堵塞相关。当脑子里有太多的迷惑，有太多的事项在同时进行，通常就没有办法做出清晰的决定。

就身体层面而言，感冒源于身体摄入了太多非天然食物，从而使身体内部过于拥堵。很多人说，"感冒多吃，发烧少食"。但是，实际上应该这样说："如果你感冒时多吃，那你将不得不发烧少食。"因此，我们需要的答案就是——放轻松！轻松饮食，吃更多的新鲜蔬菜、水果和谷物，远离加工食品和大鱼大肉，并且真正告别奶制品。

牛奶会在身体里制造黏液，许多耳病就是奶制品造成的，肺部问题也是如此。

感冒也是自然给予我们的警示：身体需要休息了，从高压状态脱离出来休息，从食物中脱离出来休息。如果我们冲进药店去买最新的药物，以此来压制感冒症状，那我们是在拒绝身体运用其自愈的灵性。我们要倾听自己的身体，要与身体发出的信息合作，我们的身体爱我们，希望我们健康。

每当我看到电视上最新的药物广告，说这种药能让你马上重返工作岗位，我总是感到怀疑。当我们服用这些药物时，就像我们在鞭打一匹疲惫的马儿，让它更努力工作。这并不奏效，这是一种非常不自爱的行为，被虐待的身体会过早地筋疲力尽。

发烧通常代表着燃烧的怒火。就身体层面而言，身体创造一次发烧来燃尽毒素，是身体进行大扫除的方法。

很长一段时间，我们过度地压抑自己的思想和情感，尤其是使用药物压制，以至于我们很少真正知道自己的所思所感，我们不知道自己是好还是坏。

⊙ 念珠菌

感染念珠菌的人通常很沮丧和愤怒，感觉自己的工作和个人生活乱七八糟。因为他们基本上是不信任别人的，所以他们通常在关系里面有较多的要求，他们长于索取，却不太懂得付出。在小时候，他们学会了不能信任身边的人，现在，他们连自己也无法信任。

自然疗法医生琳达·莱克托佩吉（Linda G. Rector-Page）在她的关于替代疗法的《健康的治疗》（*Healthy Healing*）一书中提到："念珠菌病是一种身体内在失衡的状态，不是细菌、蠕虫或疾病。白色念珠菌是一种在身体消化系统和生殖泌尿系统中常见的真菌，通常是无害的，但是当身体的抵抗力和免疫力下降，真菌以这些系统中的糖和碳水化合物为食，得以迅速增长，它向血管中释放毒素，造成深远的影响。压力和缺少休息会在已经失衡的身体上加重这种情况。"《健康的治疗》是一本很好的书，我强烈推荐这本书，同时推荐其姊妹篇《健康的治疗之食疗篇》（*Cooking for Healthy Healing*）。

要治疗念珠菌病，营养师建议至少两个月内不要摄入糖、人造甜味剂、面包、酵母、奶制品、水果、茶、咖啡、醋、烟草。念珠菌确实是一种需要由专业营养师来处理的问题。

⊙ 更年期

我认为更年期是一个正常的、自然的生命历程，并不是一种疾病。每个月，在月经期间，体内没有受精卵着床的子宫内膜会脱落，这同时也会释放很多毒素。如果我们吃垃圾食品，或者标准的美国加工食品，含20%的糖加37%的脂肪，那么我们就是一直在体内堆积毒素，毒素可能多到我们无法清除的地步。

如果在更年期来临之际，我们的身体携带了很多毒素，那么整个过程将会更不舒服。所以，你越是能每天把自己的身体照顾好，你就能够越轻松地度过更年期。更年期是否能够轻松地度过，始于从青春期至此我们对自己的感觉如何。那些正经历更年期痛苦的女士，通常已经有很长时间都吃得很差，并且有糟糕的自我认知。

20 世纪初，我们的平均寿命大概是 49 岁。那时，更年期不是什么大问题——当你到更年期时，你也时日无多了。现在，我们的平均寿命大概是 80 岁，更年期就成为一个必须面对的问题。越来越多的现代女性，在照顾自己的健康方面变得更积极、更负责任，能更好地与自己的身体和谐相处，允许像更年期这样的生命历程的变化自然地呈现，减少不适和身体功能退化的现象。

就像我们生命中的其他所有事情一样，我们所做的准备和意愿程度是不一样的。对许多人来说，当事情已经根深蒂固，我们需要付出极大的努力，需要确保对自我的忠诚，才能做到让我们的思想与身体和谐相处。在我们真正准备好，或者感觉到安全前，我们需要来自专业医师或者其他方面资源的帮助，才能够克服影响我们身体健康的一些问题（诸如关于自我价值的信念等）。在我们这样的父权社会，普遍的信念是，女性如果不能生育就没有什么价值，所以女性害怕和拒绝更年期就没什么好奇怪的了。激素疗法并不能解决这一类问题，只有我们的心灵和思想能够治愈这些认知。

我确信，女性有必要教会自己什么才是自己的真正选择。请读一读桑德拉·科尼（Sandra Coney）写的《更年期产业：医药界是如何剥削女性的》（*The Menopausf Industry: How the Medical Establishment Exploits Women*），并和朋友分享。书中指出，在20世纪60年代以前，医生们对更年期都不太感兴趣，女人们被告知，这全是她们的臆想。毕竟，弗洛伊德说过更年期是一种神经质状况。

纽约妇科医生罗伯特·威尔逊（Robert A.Wilson）博士成立了一个私人信托机构，由医药公司的捐助支持运行。他的书《芳龄永继》（*Feminine Forever*）在1966年出版，这本书发起了一场伟大的活动，意在拯救女性于更年期的"腐朽衰变"，让女性从青春期开始直到进入坟墓都服用雌激素。现在，更年期成为商家从中谋利的噱头。医药公司对更年期是一种疾病的观念进行推广，因为他们正好有药可以医治这种疾病。

桑德拉·科尼进一步指出："没有什么比更年期更能显示医药领域根深蒂固的性别歧视。更年期是一种疾病的观点是人为制造的，现代医药无法让女性更有力量、更能控制自己的生活，只是让好端端的女性变成病患。"

我并不是说没有女性获益于激素替代疗法（HRT）。但是，很多医疗机构充斥着这样的论断，所有女性从青春期到死都需要激素替代疗法，这是对中年女性的蔑视和诅咒。

最重要的是，我建议：致力于保持我们的身体与思想的平衡与和谐，让那些有大量潜在副作用的药物疗法失去用武之地。

就我自己而言，当我第一次有潮热的感受时，我去找了一位有顺势疗法经验的朋友，他给了我一点顺势疗法的小药方，然后我再也没有出现过潮热。真幸运他是如此了解我。很多被当今营养师采用的草药和孕酮（黄体酮）药物对妇女度过更年期大有裨益。还有一些自然的物质可以代替雌激素，你可以和你的营养师谈谈这些问题。

请记住，今天的女性是开路先锋，正致力于改变旧有的消极思维模式，以使我们的女儿和孙女辈们永不再受更年期之苦。

⊙ 水

请饮用纯净清洁的水。对健康的身体来说，最重要的是氧气，其次是水，再没有什么可与之相比。水不仅能解渴，还能清洁身体。如果每次你想吃零食时，都去喝上一大杯水，那便是给身体很好的照顾。我们的身体 75% 都是水分，每个细胞都需要水来发挥作用。我建议你学着多喝水，但在吃饭的时候不要喝水，因为这会稀释你的消化液，从而无法从食物中吸收足够的营养。

不幸的是，人类活动——主要是工业活动——一直在污染这一宝贵的资源。大多数市政用水被化学物质处理过，并不适合饮用。于是，我们大多数人都开始饮用瓶装水，多数超市、便利店都销售瓶装水，我个人在旅行时喜欢买 Artesian 水。居家时，我在室外给整栋房子都安装了净水器，包括淋浴用水都是净化过的。在厨房水槽，我安装了另一个净水器，确保我的饮用水是经过双层净化的。

我最喜欢 Multi-Pure 净水器。

在南加利福尼亚州会有旱季。在上一个旱季，我给当地报纸寄去了以下这些节水的点子：

长期以来水如此自然地流淌，我们如此慷慨地使用，以至于现在我们面对如此严重的缺水危机。我们被要求削减50%的用水量，却不知道该怎么做。这里有一些常识指南，只要稍加努力，就能做到。

1.尽可能重复使用每一滴水，不要让水从水槽流走，收集用过的水加以重复利用。

2.用盆或碗清洗绿叶沙拉和蔬菜，用洗菜水来浇灌院子里的植物。

3.给狗换饮水盘时，将剩下的水用来浇灌植物。

4.使用"可降解、无毒害"肥皂和洗洁用品，这样你可以重复使用这些水，用来浇灌植物而不会伤害植物。嘉康利和安利多年来就在卖这些产品，也可以试一试其他的品牌。

5.给洗碗机放个假，重新开始手洗餐具，这样能节省水电。用一个盆洗碗，另一个盆清碗，一定要保存清碗的水。

6.所有花瓶里的水都能重复使用，用来浇灌院子里的植物（植物喜欢这种水，因为富有营养）。

7.当你刷牙或洗脸的时候，也放一个盆在水槽中，收集这些水浇灌室外植物。

8.我在厨房门口放一两个大垃圾桶，浴室门口也放一个，把任何暂时不用的水都储存起来——洗碗水、洗澡水、清碗水，等等。

9.给马桶加个橡皮闸，或者将两个盛满水的塑料袋系紧，放进马桶水箱。在圣芭芭拉，人们已经遭遇很长时间的水资源短缺了，他们有句话这样说的："小便等等冲，大便滚滚冲。"换句话说，你不需要每次用完厕所后都冲水。

10.安装一个"节皂"淋浴喷头，先淋湿身体，打香皂时按下按钮关掉水，然后快速冲洗。

11.在淋浴间放一个扁平浴缸塞，收集淋浴水，并舀到大桶里，用这些水来浇灌植物。

12.可能你没这么做过，但你能轻松在七八厘米深的水里泡澡，将泡澡水收集起来，可在花园里重复利用。即便你自己没有花园，你也可以每天提一桶水浇在外面的树上，也许可以救活公寓外面的一棵树。选一棵树，定期给它浇水，以免让水白白流失掉。

13.当你用洗衣机时，确保里面装满衣物，已经满载。

14.在排水槽处装一个水箱，这样可以在下雨时收集雨水。

15.检查"灰水"——循环使用的水。用一个水泵来调节水管，让厨房、浴室和洗衣机用的水都流到花园去。

16.给孩子们做个记录表，来一次家庭竞赛，看看谁在一天中节约的水最多。

17.给花园里需要浇水的植物加上护根,让他们少用点水也能活。

即便采用了这些方法,花园里的一些植物可能仍会干死。请记住,这些仅仅是暂时性的措施,当雨季来临,我们可以重新种植。

也请记住,在这个星球上,有许多地方的人们,仍然在用桶去处于居住区域中心地带的一口水井里打水,以维持整个家庭用水。现在让我们重回这样的用水方式很困难,请对这些便利方法心怀感激,是这些方法让水轻松进入我们的生活,请在每次用水时都祝福水,请感激你所拥有的一切。

锻炼的乐趣

锻炼对身体非常有益。可以做任何能让你感觉良好的运动,骑自行车、打网球、慢跑、打排球、游泳、打高尔夫球、快走、蹦床、跳绳、遛狗或其他任何运动,都可以。做一些运动对于保持最佳健康状况至关重要。如果我们完全不锻炼,骨头就会变弱,它们需要锻炼来保持强健。我们正变得长寿,也想能够轻松地奔跑、跳跃,行动自如,直到我们告别人世的最后一天。

我每周去两次健身房，也做许多打理花园的活儿，这是辛苦的体力劳动，也能保持身体强健。我这一生，也曾做过各种运动：爵士舞、有氧健身运动、垫上运动、瑜伽、高空秋千、舞蹈、普拉提。我们注重弹性而不是重量，这样肌肉能够更好地伸展，这一类活动很适合我的身体。我也很有规律地散步，我很享受散步，因为在我所居住的南加州地区一带，我有机会欣赏到美丽的景致。

如果你正考虑开始一项锻炼计划，起步先慢慢适应，可以从晚餐后绕着街区散步开始。等你体力增强了，就可以提高速度、增加距离，直到你能快走上一公里或更远。等你开始以这样的方式照顾自己的身体，你会惊喜地发现，自己的身心都发生了惊人的变化。请记住：你为自己做的每一件事，不是自爱，就是自恨。锻炼是自爱的行为，爱自己是成功的关键，在生活的任何一个方面都是如此。

《健康的治疗》介绍了一种"1分钟锻炼法"，适合那些说自己没有时间的人，或者那些时间太赶不能长时间做运动的人。这种方法只需要简单地躺在地板上，然后站起来，以任何方式站起来都行，然后再躺下去，这样坚持1分钟。这种方法可以锻炼肌肉、肺部和循环系统。

我研究过各种保持健康的方法，发现有许多每次只需要2~5分钟的锻炼方法，你在一天中随时都可以做。例如，收紧小腹，慢慢呼气，当你达到你平常呼气的限度时，再平缓而有力地多呼气，用上你小腹的肌肉力量。每天设法做上 10 组这样的运动，一有可能就做，每次做上一两组。

在忙碌的时候，我最喜欢的"1 分钟锻炼法"就是做 100 次原地跳跃，这种运动省时、简单，让人感觉良好。

你看，有许多方法可以使身体不至生锈僵化，请坚持运动、保持快乐！

晒不晒太阳

我知道，对于日光浴，存在许多争论。然而，获取维生素 D 的自然方法，就是在户外阳光下，通过皮肤吸收。没错，我认为让身体暴露在日光下，几小时几小时地烤着，并不是一件明智的事。但是，人类来到这个星球上已经数百万年了，太阳也是如此，造物主让我们的身体适应了阳光。在一些阳光强烈的地方，自然给予人类更深的肤色。土生土长的非洲人整天都待在户外阳光下，他们并不会得皮肤癌。不幸的是，在现代社会，我们如此偏离于自然给予我们的馈赠，以至于我们的身体出现各种紊乱，包括我们与自然的关系。

由于人类造成的过度污染，现在围绕着地球的臭氧层变薄了。

而我们非但没有修正错误，珍视空气的作用，反而又一次转向医药产业寻求答案，于是他们生产出防晒霜和防晒乳。现在，每当要到户外去，我们就得涂上这些化学物品，我们甚至很小心地在我们的孩子和婴儿身上涂上这些非自然的东西。我个人认为，这整个产业就是一种敲诈，是为医药公司谋利的宣传运动。

《替代治疗》（*Alternative Healing*）介绍的一项新研究显示，防晒霜本身可能是造成黑色素瘤的罪魁祸首，因为防晒霜阻止皮肤吸收维生素 D，没有证据证明防晒霜能阻止人得癌症，它只能保护皮肤不被晒伤。研究还称，黑色素瘤发病率的上升与防晒霜销售和使用的增加有着直接的关系。澳大利亚昆士兰是世界上黑色素瘤发病率最高的地区，也是医药界首次并且最努力推介防晒霜的地方。

请留心你与阳光共处的时间，阳光下曝晒过久会导致皮肤老化，因此不要过度曝晒。同时，也请小心涂抹在你皮肤上的化学物品，因为皮肤会把它们全部吸收。

爱惜你的身体

当你以爱之心聆听自己身体的信息，你就会给它所需的食物、锻炼它、关爱它。我认为，是我们自己造成了身体的每一个所谓的疾病。身体，就像生命中的其他事一样，是你的内在思想和信念的一面镜子，身体里的每一个细胞，都会回应你的所思所想、所言所语。

照顾好自己的身体是一种爱的行为。当你学到越来越多的营养学知识，你就会开始注意到，你吃了某种食物以后会有怎样的感觉。你还会发现哪种食物能够给予你乐观的力量和充沛的能量，那么，请坚持吃这些食物。

我不认为，我们所有人到头来都会病恹恹的，只能在养老院里度过风烛残年——这不该是我们离开这个美妙星球的方式。我认为我们能照顾好自己，健康地生活很长时间。

我们要珍视并尊重自己生活的这块圣地。其中一个方法是远离铝——铝制造了太多健康问题。研究发现，铝与阿尔茨海默病有直接联系。请记住，铝不仅仅存在于除臭剂、啤酒和软饮料罐里，还存在于铝箔、壶和煎锅里，你可能得考虑处理一下这些东西。我还知道铝是空气清新剂和许多蛋糕中的一种物质。所有这些东西都在毒害你的身体，你为什么要向自己所爱的身体投毒呢？

我认为，善待自己身体的最好办法是记住自己爱她。常常在镜子前，看着自己的眼睛，告诉自己你有多棒；每次看到自己的身影，都给自己一个积极的信息；不要等到自己变苗条，或变强壮，或胆固醇降低，或脂肪率减小的时候，现在就爱自己，因为你一直都值得有棒极了的感觉。

你真棒！

* * *

爱惜身体的自我肯定

我爱惜我的身体。

我的身体喜欢健康状态。

我的心灵是爱的核心。

我的血液里流动着生命和活力。

我身体里的每一个细胞都被爱着。

我的所有器官都良好运转。

我用爱心去看。

我以同情倾听。

我行动轻松自如。

我的双脚一生都在起舞。

我以爱心祝福我的食物。

水是我最爱的饮料。

我知道如何照顾自己。

我比过去更健康了。

我感激这美好的身体。

我健康，我痊愈，我完美

　　我原谅自己在过去没能好好对待自己的身体，现在我已经尽我所能做到最好了。我给予自己足够的照料，用生命赐予的最佳方式滋养自己。我在各方面提供身体所需，使她健康。我满怀喜乐地食用富于营养的食物，我饮用大量天然的纯净水，我持续地发现新的、有趣的锻炼方法。我爱身体的每一部分，从里到外。现在，我选择宁静、和谐与关爱的思想，为身体细胞创造内在的和谐生存环境。我与生命的每一部分和谐共处。我的身体是我的朋友，我正满怀爱意照顾着她。我得到了照顾和滋养。我休息得好，睡得安心，醒来愉悦。生命美好，我享受活着。就是如此。

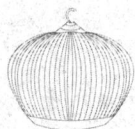

第四章　生命中的情感关系

我所遇到的每一个人，都是我的一面镜子，照映出某一部分的我。

最重要的情感关系

　　我所拥有的最持久的情感关系，是我与自己的关系。所有其他关系都是来了又走，即便是"直到死亡将你我分开"的婚姻，最终也会结束。只有一个人与我长相伴，那就是我。我与自己的关系是持久的，那么，这一关系像什么呢？我该在早上醒来时，高兴地发现自己也在吗？我是自己想要共处的那个人吗？我喜欢自己的思想吗？我和自己在一起有欢笑吗？我喜欢自己的身体吗？我对与自己为伴感到满意吗？

　　如果我和自己的关系都不好，我怎么能和其他人有一个良好的关系呢？如果我不爱自己，那我将一直寻找某个人，要这个人来完善我自己，来逗我开心，来实现我的梦想。

吸引健康的情感关系

失去自我是造成不成功关系的必然前提。正如韦恩·戴尔博士所说："在任何爱情中，两个人变成了一个人，那最终的结果就是两个只有一半的人。"如果你指望其他人来"修补"你的生活，或成为你"更好的另一半"，你就是在把自己推向失败。在你进入一段感情之前，你要真正快乐地做自己。你要足够快乐，以至于不需要爱情就能很快乐。

同样的，如果你和某个不爱他自己的人交往，你想要真正取悦他也是不可能的。对那些没有安全感、灰心沮丧、妒忌心强、自厌自弃或者愤懑难平的人来说，你永远不"够好"。太多时候，我们小心翼翼，委曲求全做到伴侣心目中的"够好"，伴侣却不知道如何接受我们的爱——因为他们不爱自己。生活是一面镜子，我们所吸引的，总是反映出那些我们自己所有的、关于自我与关系的品质或信念。别人对我们的感觉，只是他们自己有限的人生观。我们要明白，生命总是无条件地爱着我们。

善嫉妒的人非常缺乏安全感；他们不认为自己有价值，他们对自己的自我价值毫无信心。妒忌其实是在说："我不够好，我不值得爱，所以我知道我的伴侣迟早会为了别人欺骗我、离开我。"这会制造愤怒和指责。如果你和一个总是妒忌的人待在一起，那么你是在说，你自己也不值得拥有一份爱的关系。

通常有家庭暴力的人也是这种情况。这些人要么在视家暴为常事的家庭中长大，延续这种家庭模式；要么因为自我价值的缺乏，指责整个世界，包括他们的伴侣。家庭暴力施暴者永远不会停止暴行，除非他们接受治疗。施暴者也往往有一对相互仇视的父母。对他们而言，宽恕是最关键的，他们要理解父母的模式并愿意加以改变。

父母的影响

我持有的所有与他人的关系模式都基于我与父母的关系，第一次认识到这一点时，我也感到非常震惊。许多年以前，我曾参加一个由桑德拉·雷主持的"爱情关系工作坊"，希望能学会如何开启一段爱情关系。当我知道我将要处理与父母的关系时，我感到非常惊恐。不过，到工作坊快结束时，我明白了原因，我之所以在个人关系上存在如此多的问题，是因为我有一个非常艰难的童年。

我母亲和我受过的虐待，童年被抛弃和无人爱的感受，所有这些，都转化到我现在的关系中了。怪不得我总是吸引会虐待我的男人，怪不得他们总是抛弃我，怪不得我总是感觉到不被爱、不被需要，

怪不得我好像总是碰到恐吓我的老板！我只是活成了小时候的样子
而已。我释放了很多怨恨，学会了宽恕，与我自己的关系显著改善。
我不再吸引有暴力倾向的男人。

所以，与其浪费时间说，"男人没一个好东西"或"女人没一
个好东西"，不如审视一下我们与父母的关系，或者父母之间的关
系如何。

例如，在生活中，你现在抱怨他或她的什么？想一想，你会怎
样填写以下空格？

他从不_____

他总是_____

她从不_____

她总是_____

男人不会_____

女人不会_____

这是你的父亲或母亲对待你的方式吗？你的母亲是这样对待你
父亲的吗？或者这描述的是你父亲对待你目前的方式？在你小的时
候，你的家庭是如何表达爱的？

你可能要深入回顾童年时代与父亲或母亲的关系，找出深藏于
关系中的恐惧。问问自己：在这一关系中我放弃了什么？在这一关

系中我怎样迷失了自己？作为一个孩子，我接收到了什么样的信息，致使我相信关系是令人痛苦的？

肯定对自己的爱

可能你难于设定界限，不知怎样判断别人是否会占你的便宜。你可能是在发出这样的信号："我没有多少价值，也不自重，你们可以虐待我，也可以利用我。"但是，你不能再重蹈覆辙，请从今天开始，肯定你对自己的爱和尊重。时常看着镜子里的自己说："我爱你！"如此简单的一句话，却具有强大的治愈力量。当你在自爱中成长，你与他人的关系也将反射出这种爱与尊重。

你可能会考虑参加帮扶团体。这些团体非常棒，可以帮助你在关系中设定底线，帮助你与内在的自爱与尊重重新连接。

我很高兴地看到，帮扶团体正在变成新的社会规范——带着相同问题的人们，聚在一起，尝试找出解决方案。如果你碰到某个团体的成员，你会发现，虽然他们可能遭遇某些问题，但他们正努力提高他们的生活质量。

我认为，在我们与他人的关系中存在着舒适区。舒适区是在我们很小的时候形成的。如果父母以爱和尊重来对待我们，我们就会把这种方式与自己被爱联系起来。如果，像我们中的许多人一样，我们的父母未能用爱和尊重对待我们，我们就会学着习惯这种缺失。为了满足我们自己的需要，感觉到自己被爱着、被照顾着，我们把受到的粗暴对待与自己被爱联系起来。这变成我们自己的定式，而童年形成的定式，会被我们无意识地带入我们与他人的所有关系中。

将粗暴对待等同于爱，这种观念模式并无性别差异。我认为，这种不正常的模式更广泛地被女性认识到，因为文化上更鼓励女性表达她们的脆弱，女性更愿意承认她们的日子不好过。不过现在情况正发生变化，越来越多的男性变得愿意表现他们脆弱的一面。由罗宾·诺伍德（Robin Norwood）所著的《爱得太多的女人》（*Women Who Love Too Much*）是一本关于关系的佳作，同时我也推荐由芭芭拉·德·安吉丽思（Barbara De Angelis）博士所著的音频作品《理顺情感关系》（*Making Relationships Work*）。一个适用于所有人的自我肯定："我敞开心扉去爱，我是安全的。"

最重要的是做好自己的事。希望你的伴侣去改变，是一种微妙的操纵别人的方式，是希望自己有凌驾于他或她之上的权力。这甚至是一种自以为是，因为这是在说，你比他或她更好。请允许你的伴侣在生活中成为他们选择成为的样子，鼓励他们自我挖掘、自我发现、自爱、自我接受，以及自尊。

获得情感关系

如果你正在寻找灵魂伴侣，我建议你列一个清单，列出你希望这个人要具有的所有特质。别只写下"高、黑、帅"或"可爱、金发、美丽"，写出你想要的所有特质。然后回顾这个清单，看看你自己拥有多少这些特质。你是否想要发展出你原来不具有的这些特质？或者，也可以问问你自己，你的内在有什么观念会拒绝或阻碍你吸引这样的人来到你身边？你愿意改变这些观念吗？

是否仍有一部分的你认为自己不可爱或不值得被爱？是否有什么习惯或观念使你推开爱？是否有一部分的你在说"我绝不想要像父母那样的婚姻，所以，我不会坠入爱河"？

可能你感觉到孤单。大多数情况下，我们失去了与自己的连接，所以我们很难感觉到与其他人的连接。因此，你需要现在就真正花些有质量的时间在自己身上，成为你自己最好的朋友，重新去发现使你快乐的东西、你爱做的事情、细心照顾自己、宠爱自己。我们总是指望别人来让我们感觉到自己被爱和被连接，而实际上他们能做的，只是像镜子一样反映出我们与自己的关系。

在一段亲密关系中，你认为自己配得到些什么？如果你觉得自己永远不能获得自己真正想要的，这通常意味着我们的信念系统支持"不配得到什么"。这确实是你相信的吗？你真的认为你自己不能得到你真正想要的？你不必再有这种奇怪的思维模式，你可以现在就开始改变。

列几个清单，比如自己对男性、女性、爱、婚姻、责任、忠诚、信任和孩子的看法。这些清单会显示出你需要改变的所有消极信念，你可能会被潜藏在你意识中的一些信息吓一大跳。清除这些消极信念，你会很高兴地看到下一段关系会多么不同。

有趣的是，多数心理咨询师都说，找他们咨询的大多数人，至少会问以下三个问题中的一个（心理咨询师一遍遍地听到同样的问题）：我怎样获得爱情？我怎样结束一段感情？我怎样增加我的财富？

如果你正身陷一段你确实不想再维持的感情，请用这个万能工具：用爱祝福。请肯定地说：我用爱祝福你，我放开你，你自由了，我也自由了。请经常重复这句话。请一定真正清楚地知道，在一段情感关系里，你想要的是什么。如果有必要，请列一份清单。同时，要持续不懈地爱自己。彻底爱另一个人，彻底地接受这个人，接受他本来的样子。当你的内在改变并成长，你会发现至少有一件事情会自然而然地发生，这个人要么和你的期望合二为一，要么和你的期望一起消失不见。如果他从你的生活中离去，这将是个平稳的变化过程。请保持爱自己、赞赏自己，其他事情都会改变。请自我肯定："现在我发现自己如此美好，我选择爱自己，乐于做自己。"

　　重要的是，要清理和解决掉旧的关系，才能投入到一段新的关系中去。如果你总是提到或想着过去的爱，就说明你还没有获得自由，不能轻松地进入新的恋情。有时候，我们美化逝去的爱情，以保护自己现在不再受伤害。玛丽安娜·威廉森（Marianne Williamson）在她的著作《发现真爱》（*A Return to Love*）中分享了一个很好的方法来衡量我们的选择。她认为，在我们的所有关系互动中，我们"要么走向爱，要么远离爱"。自然，要想活得快乐有活力，我们要在生活中做出走向爱的选择。

　　当你努力消除横亘在自己与爱情之间的障碍时，请练习做自己的爱人。浪漫地对待自己、爱自己；向自己展示你是如此与众不同；悉心照顾自己，用善意的小行动和赞赏的小细节来对待自己；给自己买花，用使自己愉悦的色彩、质地和芳香围绕自己。生命是我们内在感觉的镜像，当你内在感觉到爱和浪漫生长，你中意的人就会像磁铁一般被吸引到你身边，和你分享日益增加的亲密感。最重要的是，你不需要为了这个人而放弃与自己的亲密关系。

怎样结束一段感情

　　一段感情的结束总是会让人痛苦，使我们进入"我不够好"的老套路，并惩罚我们自己。我们认为别人不想再和我们在一起，一定是我们错了，因而常常陷入深深的绝望中。然而事实并非如此，并非我们做错了什么。所有的感情关系中我们都在总结经验，我们在一起共度一段时光，我们尽可能长时间地分享能量和经验，我们学到了在一起能学到的东西，然后，是时候该分开了。这是再正常、再自然不过的事。

不要死抓着一段走到尽头的浪漫关系，以避免分离和痛苦；不要为了和某人在一起，而忍受身体或者精神上的虐待。抓住过去不放，你永远不会拥有丰盛的人生。当我们允许自己不被尊重地对待，我们是在说："我不值得爱，所以我得留在这里接受这样的行为，我不能忍受独自一人（只与自己为伴）。"这些负面的想法会让你挫败，别这样做，请听从生命发出的信号。

当一段感情终结，生活就会给予你新的机遇，开始一段新的旅程。可以用一段时间来表示深深的感激，回忆你们在一起的美好时光，感激所有学到的经验。然后，你可以带着爱放手，进入人生的下一个阶段。这是一个爱自己，细心呵护、理解自己的时刻，这不是世界末日，而是新阶段的起点。爱自己，这一新的阶段比刚刚结束的那一段时光要美好得多。

* 　 * 　 *

用于生命中情感关系的自我肯定

我来此是为知晓这里只有爱。

我发现自己如此美好。

我发现自己如此美好，我选择爱自己、乐于做自己。

作为造物主的杰作，我获得无限的爱，现在我接受这份爱。

我敞开心扉，愿意接受一段美妙的充满爱的情感关系。

通过爱的、支持性的思维，我创造了一段充满关爱而有帮助的恋情。

我敞开心扉去爱。

表达爱对我来说是安全的。

我和每个人都处得来。

我所在之处，尽是欢笑。

我与自己心心相印。

人人爱我，我爱人人。

我与生命和谐相处。

我的生命中总有佳偶良伴。

我与生命关系和谐。

生命爱我，我很安全

　　我用一个爱的圆圈包容我生命中的每一个人，无论男女，包括我的朋友，我爱过的人，我的同事，以及过去生活中遇到的每个人。我肯定自己和每个人的关系都是美好的、和谐的，我们互相尊重、互相照顾。我活得有尊严，平安喜乐。我扩展这爱之圆，包围整个星球，这爱将成倍地回馈于我。我的内在是无条件的爱，我向每个人表达这份爱。我无条件地爱我自己，因为我知道自己值得爱。我爱自己、赞赏我自己。就是如此。

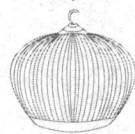

第五章　爱自己的工作

我享受自己做的所有工作。

我的早期工作生活

我第一次离开家时，听说一家药店有一份配制苏打汽水的工作，我还记得老板告诉我这工作是多么辛苦，有多少清洁的工作要做，他询问我是否能应付得了。我当然说能，因为我确实想要这份工作。当第一天的工作快结束时，我记得自己在想：他认为这就是辛苦的工作？这和我每天在家干的活比起来，根本不算什么。

因为我父母找到了我，让我回家，所以这工作只干了两周。老板很遗憾地看着我，因为我是如此好的一个员工。后来又一次去找工作时，我进步了——在一个小咖啡馆做服务员。咖啡馆还有另外几个服务员，我工作的第一天，她们让我从餐桌上收回盘子并洗干净。我那时很天真，不懂人情世故，以为那些小费是给我的，于是我装进了自己的口袋。到下班时，其他几个服务员围住我，要我交出她们的小费。我很尴尬，这绝对不是开始一份新工作的好迹象，这份工作也没能维持多久。

那时的我，如此单纯，完全不懂人情世故，我不知道怎么在社会上为人处世。在小餐馆的第一次经历把我吓坏了，我拼命夺路而逃。在家里，我学会了埋头干活，但是没有人教过我哪怕是一点点外面世界的东西。

由于无知和缺乏自尊，我做过很多低收入的工作。我在药店、廉价商店、商店仓库等地方都工作过。虽然我的梦想是成为电影明星或舞蹈演员，但我完全不知道如何才能实现梦想。除了我正在做的工作，任何其他工作都是一个遥远的梦。我受教育程度很低，连一份秘书的工作都离我很遥远。

然后有一天，命运发生了一个有趣的转折，我一定已经准备好了。我在芝加哥找到了一份一周28美元的工作。我一点也想不起来，我是怎么走进阿瑟·穆雷（Arthur Murray）舞蹈教室的，但是我去了。一个老练的销售人员卖给我价值500美元的舞蹈课程。这天晚上，当我回到家，我不敢相信我居然买了这个课程，我吓坏了。第二天下班后，我又去了这间舞蹈教室，向他们坦陈我没有钱。他们说："噢，但是你已经签了合同，你必须得付钱给我们。不过，我们正在招聘一个前台接待，你想要做这份工作吗？"

这份工作比我现在挣的每周多10美元。这是一个很大的舞蹈机构，有40多位老师。我们每天从上午10点工作到晚上10点，并且总是和老师们共同进餐。在两天内，我就发现自己能处理老师们的预约、收款，做所有的介绍工作。我融入了社会生活，并且从工作中获得了前所未有的快乐。这是我生命中的一个重大转折点。

在这份工作之后，我搬到了纽约，成为一名时装模特。但是我从未真正获得自我价值和自尊，直到我开始关注自己，释放掉那些童年时代旧有的消极信念。刚开始的时候，我并不知道该如何改变自己的处境，现在我知道，应该先做一些内在的工作。无论我们看起来是如何的停滞不前，总有做出积极改变的可能。

用爱祝福你的工作

你现在正做着一份工作，可能在那儿你感觉难以为继，或者你恨这份工作，或者你发现自己只是付出时间挣点钱回家付账单，如果是这样，那么你确实可以做一些积极的改变。这些想法可能听起来很傻，或者过分简单化，但是我知道确实奏效。我已经看到无数的人改变了他们的状况，工作得更好。

转变这一情形的最有力量的工具就是"用爱祝福"的力量。无论你在哪儿工作，无论你对这个地方感觉如何，用爱祝福它！我的意思是，直接说："我用爱祝福我的工作。"

这还不算结束，请用爱祝福：工作的大厦、大厦里的设备、你的办公桌（如果有的话）、你的柜台（如果你使用其中之一工作）、各种你可能用到的机器、产品、客户、你的同事、你的老板，以及其他与你的工作有关的一切。这会非常有用。

如果工作中有个人让你感觉难以相处，请用你的思想来改变这种情形。请使用这一自我肯定：我和工作中的每个人都相处得很好，包括_____。每次当那个人进入你的脑海，请重复这一自我肯定。你会惊奇地发现，情况得到了如此好的改善，甚至那一刻，你可能发现了一个原本不可想象的解决方案。请说出你的心声，然后让宇宙去找出解决方案。

如果你想争取到一份新工作，那么，除了用爱祝福现在这份工作，还要加上一个自我肯定："我带着爱移交这份工作给继任者，他将很高兴在这里工作。"在你得到这份工作的时候，它很理想地、完美地反映了你在那时候的自我价值感，但是现在你成长了，要去做更好的事情。现在，自我肯定：我知道外面有人正在寻找我恰能提供的东西。我现在接受一份工作，这份工作能够发挥我所有的创造天赋和才能。这份工作让我有深深的成就感，每天都很高兴地去上班。和我一起工作的人、我为之工作的人都很赞赏我。工作间轻快明亮又通风，充满热情。工作地点很棒，收入不错，我对此深怀感激。

如果你讨厌现在的工作，你就会背负讨厌的情绪。即使你获得了一份新工作，在短时间内，你会发现自己也讨厌这份新工作。

不管你现在的内在感觉是什么，你将会带着这份感觉到新的地方。如果你现在生活在一个不满的世界，你会发现所到之处尽是不满。你只有现在就改变你自己的意识，然后你才能发现生活中的积极面。那么，当一份新工作来到你面前，这份工作就会是一份好工作，你会感激它、享受它。

所以，如果你讨厌现在的工作，那么请做自我肯定：我一直爱我工作的地方。我拥有最好的工作，我一直受人赞赏。通过持续地自我肯定，你为自己创造了一个全新的个人法则，宇宙必定会善意地回应。只要你允许，生命总是会选取最恰当的方式带给你好的结果。

做你所爱的事

如果你从小就被灌输"你必须辛苦工作才能谋生"这样的观点，那么现在是时候放弃这个观点了。请使用"工作对我来说很轻松、很有趣"或者说"我享受工作的所有"这一自我肯定。保持重复这一肯定描述直到意识改变。做你所爱之事，金钱自然会来；爱你所做之事，金钱自然会来。你有权享受挣钱的乐趣。你生活的责任就是从事有趣的活动。当你找到方法，做你喜欢的事情，生命将会向你呈现繁盛丰盈之路。通常，这活动好玩又有趣。我们的内在指引从未给予我们"应该"，生命的目的是游戏。当工作变成游戏，它是有趣的、值得的。消极的工作态度会在身体里产生毒素。

如果你被解雇了，请尽快克服痛苦，因为痛苦不会给你的生命带来好处。经常自我肯定：我用爱祝福我的前老板。离开这里，只有好运会来。现在我正在去往更为美好的未来。我很安全，一切美好。然后使用这些自我肯定，创造一份新工作。

重要的不是我们遭遇了什么，而是我们如何应对。如果生命给予你柠檬，那么就做柠檬汁；如果柠檬坏掉了，那么取出柠檬种子去种植，让它长出新的柠檬；或者，你还可以用坏掉的柠檬堆肥。

有时候，我们离梦想非常近，我们却如此害怕得到我们真正想要的东西，以至于我们开始阻止自己。很难想象，我们正在做错误的努力，试图保护我们自己。如此大的进步，拥有理想的工作，确实不错的收入，竟能是一件可怕的事情。如果我失败了怎么办？如果人们不喜欢我怎么办？如果我不开心怎么办？

这些问题都代表一部分的你害怕实现梦想。通常，我们的内在小孩是我们恐惧的关键。是时候让我们充满关爱、耐心温柔地对待自己了。肯定你的内在小孩，爱他，让他感觉安全。露西亚·卡帕西奥尼（Lucia Capaccione）所著的《童真自我的恢复》（*Recovery of Your Inner Child*）是一本很好的书，可以帮助你克服内在的恐惧感。书中使用日记的方式来促进疗愈和释放。请记得经常说：我在宇宙中是安全的，所有的生命都爱我、支持我。

思维助你创造理想工作

"很难获得一份工作"——不要受困于这样的信念，可能对很多人来说这是真实的，但对你来说并不是。你只需要一份工作，你清晰的思维将为你打开一扇门。太多人相信自己的恐惧，当经济形势发生变化时，大家马上相信了所有那些负面的东西，不断地谈论并沉湎于此，而在意识里所思考和接受的于你来说已然成真。

当你听到商业上或者经济上不利趋势的信息，请立即自我肯定：对某些人来说可能是真的，但对我来说不是。无论我身在何处，无论发生了什么，我是成功的。正如你所想所说，你正在创造你的未来。请注意你如何谈论你的财富。你一直有两个选项，选择贫穷的思维，或者富裕的思维。至少在接下去的那个星期，请注意你是如何谈论金钱、工作、职业、经济、储蓄和退休的。倾听自己的心声，确保这些用词不会造成现在或将来的贫穷。

另一件事可以导致贫穷思维，那就是不诚实——所有形式的不诚实。很多人认为，从办公室拿些回形针或其他物品回家是正常的、自然的，他们忘记了或者没有意识到，无论你向生命索取什么，生命也将从你那里索取回来。顺手拿走小东西是在向生命说，你自己负担不起这些东西，而这让你受困于自我限制。

当你向生命索取，生命总会向你索取更多。你可能拿了回形针而错过了一个重要的电话。你可能获得了金钱而失去了一段关系。我最后一次（1976 年）有意拿的东西是一张邮票，却丢了一张寄给我的 300 美元的支票。这个教训是昂贵的，但长远来看是值得的。如果金钱对你来说是一个大问题，那就看看能在哪些地方节省开支。如果你从工作场所拿了一堆东西，请还回去。如果不这么做，你永远不会富裕。

生命充分地提供了所有它维持自身运转所需的东西，当我们认识到这一点，并将这一理念融入我们的信念系统，我们将会在自己的生命中，获得更为巨大的财富，拥有更多。

可能你正在考虑创业，你喜欢自己做老板，自己获得所有的利润，如果你具备相应的素质，这非常好。但在你真正调查过事情的方方面面之前，请不要盲目辞掉你的工作，孤身闯荡。在没有人监督的情况下，你能激励自我工作吗？在创业第一年，你愿意在需要时每天投入 10~12 小时进行工作吗？新企业需要老板全心全意地工作，直到赚取足够的利润，可以雇得起其他人来帮忙。我曾经持续很长一段时间每天工作 10 小时、一周工作 7 天。

我总是建议人们以兼职为基础开始创业。在正常工作时间之外，在周末时处理这个项目，直到你确定这就是自己想做的事情。在你切断固定薪水的收入之前，请先确保，这项事业能够赚取足够的利润维持你的生活。我以一本书和一盘磁带开创我的出版公司，我在卧室工作，请 90 岁的老母亲帮助我，我们在晚上寄出书籍和磁带。我花了两年的时间才有足够的利润雇用一个助理。这是一个不错的副业，但是 Hay House（海氏出版社，译者注：作者自己公司的名称）花了很长时间才变成一家真正的企业。

所以，当你感到自己有想要创业的最初意向时，请使用自我肯定：如果这家企业是我最好的选择和最大的快乐，那么就让它轻松地、毫不费力地发展。请注意你身边的所有信号，如果出现延迟和阻碍，要知道这对你来说不是继续发展的好时机。如果所有事都轻松到位，那就干下去，但是请先从兼职开始。总会有机会拓展业务，但有时候退出则很难。

如果你正在考虑老板、同事、客户、工作场所、办公楼，或者任何与新业务有关的事项，请记住，你是那个为了自己的职业生涯正在制定个人法则的人。改变你的观念，那么你会改变你的职业生涯。

请记住：你决定了你想要什么样的职业生涯。创造积极的自我肯定来实现它，并经常说出这些自我肯定。你能拥有你想要的职业生涯！

* * *

提升职业生涯的自我肯定

我总是为那些尊重我、善待我的人工作。

我总是碰到很棒的老板。

我和所有同事相处融洽，相互尊重。

工作中的每个人都爱我。

我总是吸引最好的客户，为他们服务是一种愉悦。

我的工作场所让人乐于身处其中。

我爱工作中围绕着我的美好事物。

我很乐意去工作，我爱这美好而安全的地方。

对我来说找工作很容易。

工作总是如愿而来。

我总是在工作中付出百分之百，工作总能获得高度赞赏。

我易于得到提升。

我的收入持续增长。

我的企业发展超出我的预期。

我吸引了更多的业务，超过了我能应付的范围。

每个人都很富足，包括我自己。

我的工作很有成就感，令人满意。

我乐于工作。

我有了不起的职业。

我在职场很安全

　　我知道，在我的脑海中，有足以应对所有工作状况的思想准备，所以我有意识地选择我的想法。我的想法是建设性的，是正面积极的。我选择成功的想法，因而，我是成功的。我选择和谐的想法，因而我在一个和谐的环境中工作。我喜欢在早上起床的时候，知道自己今天有重要的工作要做。我从事具有挑战性的工作，这让我有深深的成就感。想到我所做的工作，我心潮澎湃，充满骄傲。我能一直工作，一直有产出，生命是美好的。就是如此！

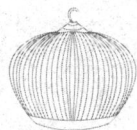

第六章　身体……思想……精神！

我以最适宜的步伐，在精神
之路上前行。

信任你的内在智慧

在我们内心深处，有无穷爱之泉、无穷乐之泉、无穷和平之泉、无穷智慧之泉。对我们每个人来说，这都是真实存在的。然而，我们多久才会去触碰一下这些内在宝藏呢？每天，还是偶尔？或者我们完全没有意识到我们拥有这些内在宝藏？

只需要片刻，闭上双眼，与自己身体上的这一部分连接。只需要一次呼吸，就能到达你内心的无穷爱之泉，感受爱，让爱成长壮大。前往你内在的无穷乐之泉，感受快乐，让快乐成长壮大。前往你内在的无穷和平之泉，感受和平，让和平成长壮大。现在，前往你内在的无穷智慧之泉，这部分的你完全与宇宙间所有智慧连接——过去、现在和将来，信任你的智慧，让智慧成长壮大。当你再呼吸一次，回到所在空间，请保留这认知、这感觉。今天几次，明天多几次……在你生命中的每一天，请提醒你自己：这些宝藏一直与你同在——只有一次呼吸的距离。

这些宝藏是你精神连接的一部分，对你的生存状态至关重要。身体、思想和精神——我们要在三个方面保持平衡。一个健康的身体，一个快乐的思想，一个美好强大的精神连接，是我们整体平衡和谐必不可少的因素。

强大的精神连接的主要益处之一就是，我们能生活美好、有创造性、充满成就感，而且，我们将自然而然地放下大多数人背负的诸多负担。

我们将不再感到恐惧、背负耻辱和愧疚。当我们感到自己与其他生命融为一体时，我们将会丢掉愤怒、仇恨、偏见，以及被肯定的需求。当我们与宇宙的治愈力量合而为一，我们将远离疾病。并且，我相信，我们将能够阻止老化的进程。负担使我们变老，负担拖垮我们的精神。

我们能改变世界

如果每位读了本书的人都能去实践，每天与自己的内在宝藏连接，我们就能真实地改变世界。践行真理的人改变着世界，因为我们存在的事实，即我们充满无条件的爱，我们充满不可思议的快乐，我们充满安详宁静，我们拥有无穷的智慧。

我们所要做的就是了解它、践行它！今天我们在思想上为明天做准备。我们的所思所想、所言所语，我们接受的所有理念，塑造了我们的明天。每天早晨，站在镜前，请向自己肯定：我充满无条件的爱，我今天表达爱；我充满快乐，我今天表达快乐；我充满和平，我今天分享和平；我有无穷智慧，我今天运用智慧。这就是我的真理！这是开启一天的行之有效的方式，你能够做到。

请记住，我们的精神连接不需要诸如教堂、宗教导师，甚或宗教这样的中介，我们自己能十分轻松地祈祷或冥想。如果教堂、宗教导师和宗教对个人是支持性的，也非常好。重要的是，我们知道，我们都有一个直接的通道，通往生命的所有资源，当我们有意识地连接这些资源，我们的生命将以奇妙的方式流动。

那么，我们如何与精神连接，或者如何再连接呢？——因为当我们刚刚降临这个世界的时候，我们全都很好地与精神连接着。可能我们的父母已经丢失了他们自己的连接，所以教导我们说生命是孤独而迷失的。可能我们父母的父母选择了某个宗教，将权力交给了牧师而不是人们。有些宗教是这么告诉我们的："我们生而有罪，低于尘埃与蝼蚁。"还有一些宗教诋毁女性和／或某个特定阶级的人或群体。还有一些方式，让我们忘了自己的本来面目——神圣而高尚的生命。

然而，我们的灵魂一直在寻找，寻找更伟大的发展与整合的机会，以及疗愈和表达自我的机会。有时候，很难去理解灵魂所使用的提高自我成长的方式，我们的个性——我们借以在地球上安身立命的部分——有特定的期望和需求。当我们的期望，诸如物质水平的提升，没有获得满足时，我们变得害怕、顽固，有时候甚至愤怒。在这样的时候，尤其是在这样的时候，我们必须坚定信念，我们的生命中有更高级的力量在运行，如果我们是开放的，愿意成长和改变，那么事情将会向着最有利于我们的方向发展。

通常我们最痛苦的时刻——那些与我们的个性相去甚远的时刻，正是给我们提供最佳成长机会的时刻。这变成一个契机，你可以发展更强烈的自爱和自我信任。无论你知道后是否感到舒服，你要知道，许多人也都在生命中经历过人生的挫折。我们在一个加速成长的星球上。现在，是前所未有的时机，去更加爱自己，更细致地对待自己。不要拒绝任何成长的机会。在艰难的时刻，重要的是，尽你所能地去表达感激和祝福。

痛苦是我们对新的成长的抵触。我们总是抵触改变，因为我们并不怎么相信，最终生命在完美运转。作为这壮观宇宙的杰出生命，我们恰好在我们需要的地方，恰好经历我们为了成长、为了逐渐发展出所有潜能所需要经历的一切。我们一直在积极成长的过程中。

我们生活中的事件只是些经历，我们的经历不是我们的身份和自我价值，我们不需要将注意力聚焦在经历上。例如，我们不要说："我是一个失败者。"而应该说："我有失败的经历，现在我恢复了。"

成长就是改变我们看待事物的方法。

　　生命是一个学习的过程，我们在此学习和成长。不知者无罪，"不知道"只是简单的无知或者缺乏理解，所以我们不要批评我们自己或他人的"不知道"。生命的内涵总是更为宽广，远远超过我们掌握和理解它的能力。我们一直都在学习的过程中、成长的过程中、收获更多理解的过程中。然而，我们永远不会"知道全部"。

　　安静下来，并前往内心，这将帮助我们找到这一刻在我们生活中所需要的答案。当我们请求支持、要求帮助时，给予回应的是我们的内在自我。

通过冥想建立连接

　　与自己内在的宝藏连接，是我们连接生命内在资源的途径之一。因为内在的你，是你可能问到的所有问题的答案所在。过去、现在和未来的智慧正等你造访，生命之源知晓一切。很多人称这种连接过程为冥想。

　　冥想是一个简单的过程，然而也存在很多关于冥想的困惑。一些人害怕冥想，因为他们认为冥想不可思议，或者很怪异，或者有点神秘主义。我们总是害怕那些我们不理解的东西。还有一些人哀叹他们不能冥想，因为他们总是在思考。是的，思考是大脑的天性，你不可能完全关闭大脑。持续地、有规律地进行冥想会帮助我们使大脑平静下来。冥想是一种方法，让我们穿过大脑的喋喋不休，前往更深层次，连接我们的内在智慧。

我们值得每天花时间去倾听内在的声音，去倾听来自内在主人的答案。如果不这么做，那我们只使用了我们真正拥有的 5% 到 10% 的智慧。

有许多学习冥想的方法，也有各种各样的课程和书籍。冥想可以非常简单：闭上双眼，安静地坐着，待上一会儿。如果你刚刚开始冥想，你可以参照以下步骤进行：

> 你可以安静地坐着，闭上眼睛，深呼吸一次，放松你的身体，然后只专注于你的呼吸。注意你的呼吸，不要尝试特殊的呼吸方法，只是留意你在怎样呼吸。你会注意到，几分钟之后，你的呼吸会慢下来，这是随身体放松出现的正常而自然的现象。
>
> 在呼吸时数数通常会有所帮助，一吸气，二呼气，三吸气，四呼气，一直这样数到十，然后再从一开始。这样坐一会儿之后，你会发现，你的思绪飘到了一场足球比赛或者你的购物清单上。这没关系。当发现自己没有在数数了，你就再从一开始数。思绪的游移会发生几次，每次轻轻地收回思绪，开始数数。这就是冥想的全部。

　　冥想这种简单的形式，使大脑和身体平静下来，帮助我们创造与内在智慧的连接。冥想的好处数不胜数。越是经常冥想，你冥想的时间就会持续越长，冥想就越能进入佳境。你会发现，在你处理日常事务的一天中，自己变得更为平和了。如果出现什么危机，你也能更为冷静地处理。

　　我通常建议人们从 5 分钟开始，或静坐，或呼吸，或数数，或者你选择的任何一种冥想形式。每天一次，坚持一到两周。然后你可以更进一步，每天两次，每次 5 分钟——一次在早上，一次在傍晚。可能你会在工作之后试着冥想，或者在你晚上回家之后冥想。身体和大脑都喜欢有规律。如果你可以设法在每天差不多同一时间冥想，收效会更显著。

　　头一个月别指望发生多少变化，但只要坚持练习就好。你的大脑和身体正在调整到一个新的节奏——一种宁静的新感觉。如果开始时难以安定地坐着，或者如果你发现自己老是看手表，请使用定时器。几天之后，你的身体将会适应时间周期，你就可以弃用定时器。

　　当你学习冥想时，请温柔地对待自己。无论你做什么，你都没有做错。你在学一项新技能，这会变得越来越容易。在较短的一段时间之后，身体会盼望着冥想的那段时间。

　　进行冥想的理想时间段是早上 20 分钟，下午晚些时候或傍晚20 分钟。假如你练习了多次才能做到这么长时间的冥想，请别灰心，尽力就好。每天 5 分钟，好过一周一次 20 分钟。

很多人会采用咒语，比如像"阿（om）"或"乎（hu）"这样的印度梵语，或者像"爱"或"宁静"这样好听的词。你可以在呼吸之间用这些梵语或词语来代替数数。你可以选择两三个词语做你的咒语，例如"我是"或"神是"，或"我喜欢"，或"万事如意"。在吸气时用一两个词语，在呼气时用剩下的词语。《放松反应》（*The Relaxation Response*）的作者哈罗德·本森（Harold Benson）建议人们在冥想时使用"一"，这也产生了很好的效果。

所以你看，用语和方法并不是最重要的，重要的是保持安定，并反复轻柔地呼吸。

冥想的一个广为流传的形式是 TM，即超验冥想（Transcendental Meditation）。TM 是一个项目，提供一个简单的祷词供你使用，同时提供一些指导课程。但是，这些课程现在变得非常昂贵。如果你想花这笔钱，没问题，你能在课堂上碰到很不错的伙伴。但你要知道，你也可以通过自己练习，获得很棒的效果。

许多社区瑜伽课程会以简短的冥想开始和结束，这些课程通常不怎么贵，并且你可以学到一系列的轻柔舒展练习方法，这些练习对身体大有裨益。如果你去当地的健康食品店或者社区中心，我敢肯定你会在他们的布告板上发现不止一个冥想或瑜伽课程信息。

"宗教科学与和谐"（Religious Science and Unity）的教堂通常教授冥想课程。老年协会甚至医院也有冥想课程。如果你探访当地的书店或图书馆，你会发现许多关于冥想的书籍，有的相对容易理解。

一些医疗项目，比如"丁医生健康心脏项目"（Dr.Dean Ornish's Healthy Heart Program）和"狄医生身心与精神项目"（Dr. Deepak Chopra's Body，Mind & Spirit Program），也将冥想作为康复过程的重要组成部分。

不管你在哪里学习冥想，如何学习冥想，不管你采用什么方法开始，你总会发展出自己的冥想方式。你的内在智慧和才识会奇妙地调整你的进程，直到它完全适合你为止。

就我而言，在许多年前，我使用一个咒语开始冥想，因为那时候我仍然很紧张、很害怕，每次冥想时，我都会头痛。这种情况一直持续了三星期。当我的身体和大脑开始放松，可能是生平第一次，我的头痛停止了。从那时开始，我一直坚持做冥想。多年来我参加过很多课程，每一个课程都会提供略有不同的冥想方法，这些方法虽然可能并不完全适合我，但是我都有所获益。

就像生命中的其他事情一样，请找到最适合你的冥想方法。过几年，你可能会选择改变冥想方法，我相信你会这么做的。

请记住，冥想只是与你的内在指引建立连接的一种途径。虽然在日常生活中，我们总是与这一指引相连接，但是，当我们静静地坐下来并倾听时，我们更容易有意识地与内在指引连接。

我如何冥想

我自己的冥想习惯时常会有些变化。就现在而言，我总是在早上冥想，对我来说，这是开启一天的最好方式。我也经常在下午冥想，但并不总是如此。早上的冥想我通常坐在床上，闭上眼睛，有意识地呼吸一两次，然后默念，"什么是我要知道的"或者"这是美好一天的开始"，然后我让自己进入静默。有时候我会注意我的呼吸，有时候不会。有时候我会注意我的想法。当我集中精力的时候，我只是观察这些想法。我可能会对自己说："噢，这是一个焦虑的想法，或者这是一个商业想法，或者这是一个爱的想法。"我只是让这些思绪飘过。

大概二三十分钟之后，当我感觉到是时候结束了，就进行一次深呼吸，然后我做一次治疗或者祈祷，我会大声说出来——说出的内容可能如下：

> 宇宙中有一种无穷的力量，这力量与我同在。我没有迷失，也不孤独，未被遗弃，也不无助。如果我的内在有任何想法违背此事实，我此时此刻就删除这想法。我知道我是神圣的、高尚的生命的杰作。我有无穷的智慧、爱与创造力。我活泼健康，充满能量。我爱着，也被爱着。我很平和。这一天是生命的完

美杰作。我带着无穷的爱祝福我的身体、我的宠物、我的家、我的工作，以及今天我要拜访、接触的每一个人。这是完美的一天，我享受这一天! 就是如此!

然后我睁开眼睛，起床，享受这一天!

* * *

精神上的自我肯定

可能你还没有学会如何感受到连接，那么自我肯定在这方面可以帮助你。你可以先每天说出所有这些句子，也可以只是挑选一两句，直到发展出平和与内在的认知。

我有强大的精神连接。

我感到与生命之所有合而为一。

我相信爱之神。

生命在任何方面都支持我。

创造世界的力量让我心跳。

任何时候我都被神圣地指引着。

生命 / 神爱我。

无论去向何方，我都是安全的。

生命爱我

生命助我所需，

生命哺我于饥，

生命携我共行。

路途间引领，

穿越时光每一刻。

我之所成，我之所为，我之所就，

皆因，生命爱我。

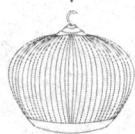

第七章　老当益壮

如果你不知道自己的年龄，你希望自己多大？

——韦恩·戴尔博士

我对变老的看法

许多数据反映出我们已经在地球上生活了多少年。长久以来，我们让这些数据告诉自己该如何感觉、如何行动。与生活中的其他方面一样，我们头脑中所接受和所相信的，变成了我们的事实。那么，现在是时候改变我们关于衰老的观念了。当我环顾四周，看到脆弱的、病态的、恐惧的老年人，我告诉自己，不必如此。很多人已经学会，通过改变我们的思维，进而改变我们的生活。因此，我知道，我们能够使变老成为一个积极的、充满活力的、健康的过程。

我现在正好 77 岁（作者写作此书时的年龄），我是一个强壮健康的大女孩。在许多方面，我感觉自己比 30 岁或 40 岁时还要年轻，因为我不再遵循社会强加给我的特定标准，不再为此而感受到压力。我自由地做想做的事，不再寻求任何人的许可，也不再在乎别人怎么说我。我更多地取悦我自己，同样，压力已经完全变得不重要了。换句话说，生平第一次，我把自己放在首位，而且这感觉棒极了。

曾几何时，我让媒体和所谓的权威人士来支配我的行为，决定我穿什么和买什么产品。当时我真的相信，如果不买这些广告上的产品，那么我就"不被接受"。有一天，我意识到，使用这些产品只会让我这一天被接受。第二天，我不得不重新开始。为了被接受，我记得自己花了很多时间去修眉毛。现在看来，这些举动可真傻。

智慧地变老

智慧的一部分是知道什么是适合自己的，坚持这些信念，然后放下其他的。我并不是说，一个人永远不需要探索新事物，我们要随时学习和成长。我想说，重要的是从"天花乱坠的广告"中区分"需要"，并且做出自己的决定。对任何事都要自己做决定，包括我在这本书里告诉你的所有事。虽然我认为自己的想法很有价值，但你仍有权利不接受。请只采用对你而言最好的。

不幸的是，从最初我们坐在电视机前的那一刻起，直到我们关闭电视机的最后一刻，我们一直遭受广告和各种空洞生活观点的轰炸。小孩是目标消费人群，他们希望小孩能够央求父母去买某种食物和玩具。我们被告知想要什么和拥有什么。很少有父母告诉自己的孩子，电视上的广告有多假、包含了多少谎话和天花乱坠的吹嘘。他们怎么做得到？这些父母自己也是看着这样的宣传长大的。

所以，等我们长大了，我们就成为没有思想的消费者，买被告知要买的东西，做"他们"告诉我们要做的事，并且相信所有的权威人士，以及印刷品中的一切。当我们是孩子时，这还可以理解，但是作为成人，我们要学会甄别和质疑一切。如果某些东西对我们来说没有意义，如果对我们不是最好的，那它就不适合我们。智慧就是学会在什么时候对无益我们的人、地方、事物和经历说不。智慧是检验我们的信念系统和各种关系的能力，以确保我们正在做的和正接受的符合我们的最高利益。

为什么我要买这个产品？为什么我要做这份工作？为什么我要有这些朋友？为什么我选择这个宗教？为什么我居住在此？为什么我相信关于我的这些？为什么我这样看待生命？为什么我这样看待男人／女人？为什么我害怕或者期待我的晚年？为什么我选择这种方式？

你的答案是否让你对自己或生命感觉良好？你是否以某种特定的方式行事，只是因为你一直都以这种方式，或者你父母教会你这种方式？

关于变老，你教给孩子些什么？你给他们树立了怎样的榜样？他们是否看到一个充满活力的、有爱的人，正享受当下的每一天，正期盼着将来？或者你是一个痛苦的、充满恐惧的人，正担心、害怕晚年，以为自己会病病歪歪，孤独无依？我们的孩子在向我们学习！子孙后代也是如此。你想要帮他们创造怎样的晚年生活？

请学会爱你本来的样子，爱此时此地的你，你将会继续前行，感激生命中的每时每刻。这就是你想教给孩子们的，这让他们也能享受快乐美好的人生，直到生命的尽头。

学会爱你的身体

对自己感觉不好的孩子，会寻找理由憎恨自己的身体。因为广告世界带来的巨大压力，我们总是认为，自己的身体出了什么问题。只要我足够瘦，足够金发碧眼，足够高，如果我的鼻子再大一点或再小一点，如果我拥有更迷人的微笑——这个清单一直列下去。可是，虽然我们都曾经年轻，却很少有人达到现在这种审美标准。

我们创造了崇尚年轻的文化，这加重了我们对自己身体的不安，更别提对皱纹的恐惧了。我们把脸庞上的每一个变化，身体上的每一个变化，都当作被人鄙视的东西。多么遗憾！多么恐怖的看待自己的方式！不过这只是一种想法，想法是可以被改变的。我们选择看待自己和身体的方式是一种习得观念。许多人对于变老的观念伴随着自我憎恨，这种观念致使我们的预期寿命低于100岁。我们正在探索的进程中，探索那些让我们更长寿、更健康的思想、感觉、态度、信念、意愿、字词和行动。

我很希望看到每个人都爱惜和珍视那个无与伦比的自己——无论是内在的还是外在的。如果你对自己身体的某一部分感觉不好，问问自己为什么。你从什么地方获得这样的看法？是否某个人曾告诉你，你的鼻子不够直？有谁曾告诉你，你的脚太大了或你的胸太小了？你遵循谁的标准？接受这些观点时，你正往身体里注射愤怒和憎恨。糟糕的是，如果你的身体被憎恨包围，身体细胞将无法尽力运转，充分发挥作用。

同样，如果你每天去上班，而你的老板讨厌你，你会感觉不舒服，也不可能好好工作。然而，如果你在一个爱和认可的氛围里工作，你的创造性将会以让人惊叹的方式被激发出来。你的身体细胞回应着你对他们的感受。我们的每一个想法都在创造一个身体里的化学反应。我们可以让细胞沐浴在疗愈的空气中，也可以在我们体内制造有毒的反应。我注意到，当人们生病时，他们常常直接把怒火发泄到不舒服的那一部分身体上。结果呢？治愈过程被延迟了。

所以，你能看到，持续地爱和赞赏自身无与伦比的存在，对于我们的健康状况是多么关键。我们的身体（我们的皮囊，按中国的说法），或者在我们有生之年所选择的这具躯体，是多么令人惊奇的创造。对我们而言，它如此完美。我们内在的智慧让心脏跳动，令身体呼吸，知道如何治愈伤口和骨折。身体里发生的一切都是奇迹。如果我们敬重并赞赏身体的每一部分，那么我们的健康状况将会显著地提高。

如果你不喜欢自己身体的某一部分，那么，花一个月的时间，持续用爱浇灌这一部分，明确地告诉你的身体，你爱它。你甚至可以为过去憎恨它向它道歉。这种练习听起来很简单，但很有效。请爱你的内在和外表。

现在，你为自己所创造的爱将陪伴你的余生。正如我们曾经学会讨厌自己，我们也能学会爱自己——你只需要有爱的意愿，并加上一些练习。

对我来说，感觉自己生机勃勃、充满能量，比发现一两条或更多皱纹重要得多。《时尚》（*Cosmopolitan*）杂志编辑海伦·格雷·布朗（Helen Gurley Brown）在参加拉里·金（Larry King，美国著名电视节目主持人）的节目时，我听到她不停地说："变老很糟糕，很糟糕，我讨厌变老！"我忍不住想，这重复的是多么恐怖的自我定义，我建议应该这样自我肯定："我爱我的晚年，这是我人生中最美好的时光。"

释放病痛

　　长期以来，人们没有意识到或者缺乏这样的意识——他们的思想和行为与他们是否健康有关系。现在，连医疗界人士都开始认识到身体与思想的连接。畅销书《不老的身心》（*Ageless Body, Timeless Mind*）的作者迪帕克·乔普拉（Deepak Chopra）医生，受邀在西海岸知名的医疗机构夏普医院（Sharp Hospital）建立身体/思想中心。丁·奥尼什（Dean Ornish）医生在心脏疾病方面采用整体疗法，并已经获得奥马哈互助保险公司（Mutual of Omaha）的支持。这家大公司现在获准其保险受益人在他们的计划中接受奥尼什医生的整体疗法。他们认识到，在奥尼什医生的诊所待上一周的花费，比接受一次心脏直视手术的花费要便宜得多。

　　这类手术是非常昂贵的。此外，很多人没有认识到的是，手术只能暂时疏通血管动脉。心脏搭桥手术不是一个长期解决方案，除非我们改变我们的思维和饮食。我们本可以从一开始就这么做，避免所有的痛苦折磨和昂贵的花费。我们要爱自己的身体，悉心照顾自己的身体，单靠药物和手术是不能解决问题的。

　　随着保险公司愿意支付这一类治疗费用，我预见，今后在美国各地的医院都会出现身体/思想中心。从中获益最多的人，是那些学会悉心照顾自己健康的人，他们将发现健康真正意味着什么。我相信医生会教病人做保健锻炼，而不是现在这样只是开药和动手术。我们有许多疾病护理项目，但是鲜有健康护理项目。我们学会了如何处理疾病，而不是如何增进健康。我相信在不远的将来，作为替代或补充方案，医疗将与科技相结合，为我们创造出真正的健康护理项目。

我认为，保健作为预防医疗和护理，不仅仅是危重和疾病护理。一个好的保健护理项目应该包括教育，应该教会人们如何做到有益于健康。每个人都应该学习思想与身体连接的法则、营养与锻炼的价值，以及草本植物和维生素的作用。我们可以共同探索其他补充性的自然的方法，给大家带来健康。

根据《今日美国》（*USA Today*）的报道，在 1993 年，34% 的美国人，或者说 8000 万美国人，采用了某种形式的替代保健护理，包括推拿疗法。报道指出，美国人已经有超过 2.5 亿人次造访过替代保健机构。很多人造访的原因是，医疗机构不能满足他们的需要。我认为，如果更多的保险公司愿意支付相关费用，这一数字还会大大增加。

我们已经建立了一套体系，在这套体系中，治疗疾病的同时，也使人们受到损伤和毒害，自然的治愈方法却被认为是不自然的。终有一天，所有保险公司会发现，支付针灸治疗或营养的费用，比起上医院的费用，便宜得多，而且常常会带来更好的结果。

是时候让我们从医疗机构和医药公司收回我们自己的权力了。

我们已经受够了高科技医疗之苦，它费用如此高昂，又总是损坏我们的健康。是时候让我们，尤其是时日无多的老者，去学习管理自己的身体，获得更好的保健，从而挽救百万人的生命，节约数以亿计的费用。

你是否注意到？ 50% 的破产是医疗费用账单造成的；因致命疾病住院的普通人会在住院的 10 天内花光一辈子的积蓄。毫无疑问，我们需要做出改变，改变现今我们对待健康护理的方式。

我们能掌控自己的身体

在我们的社会，逐渐衰老、疾病曾是大多数人的常态，但现在，这不再是必然。有这样一种观点：我们能够掌控自己的身体。当我们学到更多营养方面的知识，就会发现，身体摄入什么，关乎我们感觉怎么样、看上去怎么样，关乎我们是否健康。如果我们发现商业广告所宣传的是没有根据的，我们将更倾向于抵制这些商业广告。

一个完整的保健护理教育项目应当由老年人发起和支持。如果我们能够争取到一些组织的支持，像拥有 3000 万会员的美国退休者协会（American Association of Retired Persons, 简称 AARP），如果这些组织真正支持保健护理项目而不是疾病护理项目，我们将能够做出巨大的积极改变。然而，我们不能坐等他们跟上潮流。关于如何处理自己的保健护理问题，我们现在就要尽可能学会一切。

除非我们能够真正使人们明白，他们对自己的健康和疾病负有极大的责任，否则我们很难更长寿。我愿意帮助所有人健康而充满活力地步入晚年生活。

恐惧让人寸步难行

我看到老年人有许多恐惧——害怕改变、贫穷、疾病、衰老、孤独，其中最大的恐惧是死亡。我真的认为，所有这些恐惧都是没有必要的。恐惧只是我们被灌输的某些东西，被编造进我们的生活。恐惧只是一种惯性思维模式，是可以改变的。消极思维普遍存在于人们的老年生活中，结果，他们生活得并不如意。

关键在于，我们要牢记，我们的思想和言语会变成我们的经历。因此，我们要注意自己的思考方式和说话方式，以便按照自己的梦想来塑造人生。我们可能惆怅地说："噢，我希望我能有，或我会有，或者我希望自己是，或者我能够是……"但是我们似乎并没有使用这些让我们希望成真的语言和思维。相反，我们思考我们所知道的每个消极想法，然后惊讶于为什么我的生活没有过成我想要的样子。

正如我早先提到的，我们一天内有 6 万个想法，而这些想法大部分是我们昨天及前天有过的想法！为了克服这种思维惯性，我每天早上都对自己说："我对生活有了新的理解。我现在有了从未有过的、新的、创造性的想法。"

所以，如果你对改变怀有恐惧，你可以说："我安于不断变化的生活模式，并且我始终安然无恙。"如果你害怕贫穷，可以试试："我与富饶的宇宙力量合而为一，并且我的所得远超过所需。"如果你害怕疾病，你可以自我肯定："我是健康与活力的化身，且为我的身心健康而喜悦。"如果你害怕衰老，请说："我与宇宙的智慧与才识合而为一，且我的头脑总是清晰敏锐的。"如果你害怕孤独，请对孤独说："我与星球上的每个人都合而为一，并且我不断付出爱、得到爱。"如果你害怕在养老院里度过最后的时光，请说："我一直住在自己家里，愉快地悉心照顾我自己。"如果你对死亡恐惧，请说："我迎接生命中的每个阶段，明白离开人世就像开启一扇爱与下一段奇妙旅程之门。"

这些句子都是重新训练你思维的方法，让你获得更快乐的老年生活。假如每当恐惧的念头升起，你都能够肯定这些积极的想法，那么，假以时日，这些想法就变成你真实的想法。当他们变成你的新的事实，你会发现，不仅你的生活变得更好，你的未来图景也会改变。这是一个持续成长和变化的过程。

还有一个很棒的自我肯定："我独立、健康而富有。"

发现并善用内在宝藏

我想帮助你为你自己创造一个关于晚年生活的理想世界，帮你认识到这可能是你人生中最值得奖赏的一段岁月。要知道，无论你现在多少岁，你的未来总是光明的。视你的晚年为宝藏般的岁月，你会成为一位杰出的老人。

你们中的许多人正步入老年，是时候以不同的态度来看待生活了。你不必再按照父母的方式度过晚年，你能够创造新的生活方式。你能改变所有规则。当我们步入未来，因为知晓和善用内在宝藏，所以等待我们的只有美好。我们知道并且肯定，所有发生的一切都对自己最为有利，都会给予自己最大的快乐，并真正相信自己不会误入歧途。

不能只是变老、放弃和等死，相反，让我们为生命做出巨大的贡献。我们有时间、有知识，也有智慧，能够走出来，进入爱与力量的世界。当今社会正面临诸多挑战，有许多全球性的问题需要我们关注。

我们要重建对生命不同阶段的看法。有趣的是，一所主流大学做了一项关于中年的研究，研究显示，无论在哪个年龄段的人，一旦相信自己进入中年，身体就开始进入老化的进程。你看，身体受大脑指挥。所以，与其决定接受 45 岁或 50 岁是中年，不如现在就轻松地决定75岁才是中年。你的身体也会非常乐意接受这个新标准。

"我没有足够的时间。"这种言辞会让你衰老，缩短生命。相反，我们要说："我有足够多的时间、空间和能量，去做重要的事。"

从我们作为一个新物种诞生以来，人类的寿命就一直在延长。人类寿命曾经非常短——刚开始只有15岁左右，然后是20岁，30岁，40岁。甚至在20世纪之初，人们认为50岁就算老了。在1900年，我们的预期寿命是47岁，现在我们接受80岁是正常寿命。为什么我们不能在意识上来一次飞跃，接受120岁或150岁的新标准呢？

没错，我们当然需要创造健康、富有、爱、同情与接纳，以伴随这新的寿命周期。当我谈起活到120岁，大部分人会说："噢，不，我不想要这么多年的贫困交加！"为什么我们的大脑要立即进入限制性的思维？我们不必把年老等同于贫穷、疾病、孤独和死亡。现今总在我们周围看到这样的情形，那是因为，这是我们过去的观念系统造就的。

我们可以不断地改变自己的观念系统。我们曾经认为世界是扁平的，现在，这不再是我们的真理。我知道，我们可以改变自己理所当然地相信和接受的东西。我们可以健康、关爱、富有、智慧而快乐地长寿。

是的，我们需要改变现在的观念。我们需要改变构建社会、退休问题、保险和健康护理的方式，这是能做到的。

　　我想带给你学会疗愈自我的希望和启示，这将让我们疗愈整个社会。是时候重新将长者请上社会高层了，作为老年人，我们值得尊重和荣耀。但首先，我们必须发展自尊和自我价值感，这不是什么需要去赚取的东西，而是我们自己有意识发展出来的。

改变生命的轨迹

　　你具有改变生命的力量，你能创造一个连自己也不认识的、全新的、年老的自己。你可以由疾病到健康，由孤独到充满爱；你可以由贫困到安全和满足；你可以由负疚和羞耻到自信和自爱；你可以由无价值感到感受到创造性和力量。你可以让晚年成为美好的时光！

　　是时候了，让我们在晚年成为最好的自己，这是我所期盼的未来。请和我一起，让我们开展一场"杰出老年人"的运动。如此，当我们进入珍贵的晚年，我们就会为社会做出更多的贡献，而不是更少。

　　刚开始我的疗愈工作时，我关注于教会人们爱自己、放下仇恨、宽恕、放弃旧有的限制性信念和模式。这很棒，你们中的许多人已经证明，你们可以提升生活质量到一个不同寻常的高度。这项工作仍十分有益，需要继续，以使这个星球上的每一个人都生活在充满健康、快乐、满足、成就和爱的世界中。

现在，是时候带着这些思想，将其整体运用到社会中去。让这些思想成为主流，帮助每个人提高生活质量。我们的回报将是一个和平、充满爱的世界，在这里，作为老人的我们，可以夜不闭户，可以在晚间自由散步，我们知道邻居在那里，邻居接纳我们、支持我们，如有需要会帮助我们。

我们能够改变自己的观念系统。但，为了做到这一点，作为"杰出老年人"的我们，要摒弃受害者思维。只要我们还把自己当作倒霉的、软弱无力的人，只要我们还指望政府能替我们做好一切，我们就永不可能成为一个向前发展的群体。但是，当我们紧密联系在一起，为我们的晚年提出创造性的解决方案，那我们就有了真正的力量，我们可以使我们的国家、使我们的世界变得更美好。

给婴儿潮一代人的几句话

我想对婴儿潮一代人说几句话。

你想如何走向成熟？你想美国如何走向成熟？我们为自己创造了什么，我们就为国家创造了什么。在未来的几十年里，会有更多人活得长寿，前所未有的多。我们还想要继续老样子吗？或者我们准备好了，有意识地来一次飞跃，为进入晚年的人创造全新的生活方式？

我们不能只等着政府为我们改变一切。华盛顿已经变成了特殊利益与贪欲的温床。反而，我们要向内看，发现我们自己的宝藏——我们的智慧，然后，把爱播撒到整个社会。

婴儿潮一代人，以及这之前之后的几代人，我呼吁你们和我一起，从"我"这代人转变成"我们"这代人。有趣的是，有一个叫作"年轻总裁组织"（Young Presidents' Organization，简称 YPO）的团体，代表着那些商界人士和社会领袖，但是他们大多超负荷工作，他们正在摧毁自己的健康，因为他们不花时间照顾自己的内在世界，不与自己的内在智慧建立连接。他们挣了大把的钱，现在开始困惑，"世事就是如此了吗？"他们要做的从"我"到"我们"就是转变他们自己，为国家和社区服务。为什么？因为他们是成为"杰出老年人"领导者的理想人选。

我们每个人都需要每天花些时间静坐。如果我们不花时间进入内在，与内在智慧连接，我们就不能做出最好的决策。对他人负责，却不花时间自省，与宇宙向导连接，这近乎是一种自大傲慢的行为。

我可以预见一个新世界。在这里，"杰出领导者"与"杰出老年人"携手合作，共同疗愈美国。"杰出领导者"的父母很可能就是"杰出老年人"。我们所有人一起工作，探讨和执行帮助社会更有效运行的方案。这方案在商界及在其他许多领域都行得通，这些领域可以是健康护理、艺术，或无论哪一个你工作或服务的领域。无论你年岁几何，都能在此施展拳脚！

收回我们的权利

我强烈地感觉到，老人被对待的方式，就像一次性商品一样，用完即弃。而实际上，老者是我们重建世界的完美向导。曾经，老者的贡献和知识为他们赢得了极大的尊敬，但是，随着我们对低龄化社会的开创和对此的崇拜，我们正在抹杀老年人的重要性。年轻很好，但是年轻人也终将老去。我们都期待舒适宁静的晚年生活。

按占星学的说法，一个人要到29岁才能完成首次土星回归。土星作为老师，需要29年的时间才能完成星象图上的一个周期。你只有经历过生命的所有12宫之后，才能将所学运用到当前的生活中。

作为老者，我们要学会重新游戏，获得快乐，开怀大笑，就像一个孩子一样，只要我们想这样。我们不应当被扔到某个角落，然后衰老、死去。除非获得我们的允许，否则我们也不会被如此对待。老年人应该回归社会，充分参与社会活动，与年轻一代分享他们的知识与经验。人们总是说："噢，如果能从头再来……"那，你确实能从头再来。走出家门，担当领导者角色，再次成为社会完整的一分子，你能为创建更新、更美好的世界做出自己的贡献。

如果你或者某个亲戚常去老年中心，请不要谈论自己的疾病，请谈谈你们如何能够紧密相连，如何改善社会的冰山一角。你们可以做点什么让每个人的生活更好？无论你的贡献多么微小，都很有意义。如果所有老年人都做出一些贡献，我们就能提升国家水平。

投身于社会各个领域，我们会看到智慧的涓涓细流淌入社会的方方面面，从而使我们的国家变成爱与友善之地。所以，我强烈要求你：向前走，发出你的声音，走出来，进入这个世界，活出精彩！这是你的机会，重获你的力量，你将会骄傲地将你创造的这份精神财富传递给你的子孙后代。

我热切地希望鼓舞各地的老年人，赋予老年人力量，为国家的治愈做出自己的贡献。老年人，你们是改变世界的一代人。

我们要相信，贪婪和自私不会给我们的生命带来任何长久的益处。我们首先要爱自己，怜悯自己，而后，我们才能与这星球上的每个人分享这爱与怜惜。这是我们的世界，我们有能力使它成为天堂。

我们外在世界所经历的，是我们内在能量模式的一面镜子，我们只有认识到这一点，才能实现地球与人类的治愈。任何治愈过程都有一个重要的部分——认识到我们与整个生命的连接和作用，然后开始向外在世界注入积极的、治愈的能量。没有意识到给予和分享的治愈力量，因此我们许多人被困于自我能量之中。治愈是一个持续不断的过程，所以，如果我们等到"被治愈"后才开始分享爱，我们可能永远也没有机会分享。

我对国家的希望

我没有办法解决所有问题。但是，我强烈要求，有知识、有办法的你们，请站出来，帮助治愈我们这个星球。

负担会使我们变老。但是，如果我们每个人只做出哪怕一点点的改变，我们就能实现深刻的改变。例如，洛杉矶有位牙医开始向流浪者提供免费服务。你能想象流浪者有牙龈护理服务吗？这位医生说："如果洛杉矶的每位牙医每周都能提供一小时的免费服务，这个城市的所有流浪者都能受到照顾。"

我们总是感到被问题压垮，但是如果我们每个人拿出哪怕一小块自己的时间，去着重处理困扰我们的问题，许多问题就能迎刃而解。很多老年人都处于没有什么可以失去的年纪。他们没有工作或房子可以失去，因为他们已经实现了财务安全。富有的老年人可以帮助那些一无所有的老年人。我敢肯定，如果我们的社会向他们表现出敬重，美国这个国家里许多富有的老年人，会乐意拿出一部分金钱的。

确实，我们当前的许多问题是由我们这一辈中富有的老年人造成的，他们曾是贪婪企业的前沿先锋，他们已经看到了自私和攫取金钱行为造成的后果，影响了一部分大公司和某些个人。但是现在，这些人可以扮演重要角色，成为治愈美国的一部分。他们仍是名人，只是如今他们是治愈者而不是破坏者，他们可以很轻松地、零星地捐几百万美元，使社会重新变得伟大。

我真心相信，随着每个人都参与到美国的治愈过程中来，我们可以越活越年轻，而不是越活越老，我们能够"返老还童"，我相信这是有可能的。可能要经过三代人，才能实现"返老还童"，才能认为这是正常和自然的事，但是现在的老年人可以成为引领这条道路的先锋。"返老还童"过程现在已经开始被写进一些书里。由弗吉尼亚·伊塞尼（Virginia Essene）所著的《新细胞、新身体、新人生》（*New Cells, New Bodies, New Lives*）给我们提供了新的思考角度。我知道"返老还童"可以实现，问题是找到如何实现的方法。

我们可以思考一下，要如何进入自己的晚年生活，要提供怎样的服务。年轻一代人可以改变对老年人的看法，可以决定当自己进入这个年龄时，是什么样子。

　　学校的孩子总是被问道："等你长大了，你想做什么？"他们学会去规划未来。我们也需要同样的态度，设计我们的晚年生活。当我们变老了，我们想成为什么样的人？我想成为一个"杰出老年人"，尽我所能为社会做贡献。麦吉·昆恩（Maggie Kuhn），作为灰豹（Gray Panthers）这一活跃社团的领导者，他说："我希望死在一个机场，行李箱还在手中，我刚刚成功地完成一项工作。"

　　请思考这些问题：你能如何服务社会？你将做些什么以帮助治愈国家？你想留给子孙后代怎样的财富？这是我们在 20 岁、30 岁、40 岁时要问自己的重要问题。然后，我们将要进入我们的 50 岁和 60 岁，我们面前仍是充满机遇的世界。我记得听谁说过："当人们不再告诉我，有一整个人生在等着我时，我知道自己开始变老了。"

　　是的，你面前还有"一整个人生"。如若不然，你还准备迎接什么呢？难道是"完整的死亡"？当然不是！现在是好好活着的时候，去认识自己的自我价值，去为"杰出老年人"的称号获取荣耀。

　　我尊敬所有带着我在此表达的观念勇敢前行的人们。是的，我们会遇到阻力，会有一定程度的困难，但，那又如何！我们是老者，我们攻无不克！

*　*　*

给"杰出老年人"的自我肯定

（每天起床时和入睡前，可以重复如下自我肯定）

我年轻貌美……在每个年纪都是如此。

我以成就性和建设性的方式为社会做贡献。

我掌控自己的经济、健康和未来。

所有与我有所接触的人都尊敬我。

我尊敬并推崇出现在我生命中的少年儿童。

我尊敬并推崇出现在我生命中的所有老人。

我每天都过得很充实。

我每天都有全新的不同于过往的思维。

我的生命是一场精彩的探险。

我坦然体验生活赋予的一切。

我的家人支持我，我也支持他们。

我没有限制。

在我面前有完整的人生。

我大声疾呼，我的声音传至社会领导阶层。

我花时间与我的内在小孩游戏。

我冥想，静静漫步，享受自然，享受独处时光。

我生活中的大部分是欢笑，我从不压抑。

我思考治愈星球的方法，并去实现它。

我拥有在这世上的全部时间。

余生如宝

我享受度过的每一年。我的知识财富在增长，我与自己的智慧连接。在道路上每走一步，我都感受到天使的指引。

余生如宝，我知道如何生活，我知道如何让自己保持年轻和健康。我的身体每时每刻都在重生。我生机勃勃，活力四射，健健康康，充分享受生活，为我最后的日子做出贡献。我平和地接受年龄，我创造自己想要的关系，我创造自己需要的财富，我知道如何获得成功。

余生如宝，我是一位"杰出老年人"。现在，我尽所能为生命做贡献，我知道自己现在和未来都有爱、快乐、和平和无限的智慧，永远都是。

就是如此。

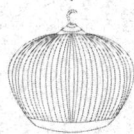

第八章 死亡与临终

我们来到这个世界，学习特定的课程，然后继续生命之旅……

死亡——生命的自然部分

从开始与艾滋病患者一起工作以来，我自己就看到数以百万人死亡。走进这些人的最后时光，让我对死亡有了前所未有的理解。我曾经认为死亡是很恐怖的事，但是，现在我知道，死亡只是生命中正常、自然的一部分，我喜欢把死亡当作"离开这个星球"。

我认为，每个人来到这个星球，都是为了学习特定的课程。当这些课程学完后，我们就会离开。某个生命的一门课程可能很短。也许我们要经历流产，胎儿不能活着离开子宫；也许我们和父母之间有心灵的约定，通过死亡的婴孩来学习爱和怜悯的课程；我们可能只来到这个星球几天或几个月，而后就因为婴儿猝死综合征而离去。

有些人把疾病当作离开世界之道，他们创造一个生命，却似乎无法应对，于是他们决定，最好现在就离去，其他时间再来吧。许多人选择以戏剧性的方式离开这个星球——也许是通过一场车祸，也许是一次交通失事。

我们知道，我们经历的疾病，或多或少都有患者获得治愈。然而也有许多人，当他离开的时候到来，会将疾病作为离开之道，死于疾病是社会所接受的离开方式。

无论我们怎样离开，无论我们什么时候离开，我都认为这是灵魂的选择，它会在恰好的时间发生，会在恰好的空间发生。灵魂让我们这一次以最好的方式离开。当我们看到生命更大的图景，就会发现，我们不可能去评判任何一种离去的方式。

克服对死亡的恐惧

我发现，那些最愤怒、最怨恨和最痛苦的人，似乎死得最为艰难，总是伴随着挣扎、恐惧和愧疚。而那些内心平和的人，知道宽恕自己与他人的人，总是最为平静地离去。另一方面，那些认为有"熊熊地狱之火"的人，对离开的景象最为恐惧。

如果你害怕离开这星球，我建议你读一下那些关于人类濒死体验的书。雷蒙德·穆迪（Raymond Moody）博士的《死后的世界》（*Life After Life*）一书，丹尼恩·布林克利（Dannion Brinkley）的《死亡·奇迹·预言》(*Saved by the Light*) 都是很有启发性和激励性的作品，揭示了接近死亡的门槛，如何能改变一个人对生命的看法，以及如何驱除对死亡的恐惧。

了解对生命中不同事物的看法很重要，正因如此，我们清楚地知道，选择如何看待死亡也很重要。许多宗教，一面试图强制我们按其戒律行事，一面向我们描绘死亡及死后生活的恐怖景象。告诉人们将永受地狱之火煎熬而不得解脱，我确实认为这是非常邪恶的，这纯粹是强权控制的言论，不要听信那些人贩卖的恐惧。

所以，我再次建议，你可以列出一个清单，题目是"我这样看待死亡"。列出所有你脑海中出现的东西，无论听起来多么愚蠢，这些是你潜意识里的东西。如果你的内在有许多负面信息，那就着手改变这些想法。冥想、学习、阅读，并学着创造你自己关于积极的、支持往生的信念。

我们的信念会成真。如果你相信地狱，那么你很可能会一时坠入其中，直到你认清真理并改变你的意识。我真心认为，天堂与地狱，只在转念之间，我们能在地球上同时经历。

恐惧死亡会搅乱生活，只有平心静气地对待死亡，我们才能真正开始生活。

生之时，死之时

在每个人的生命中，总有这个时刻会到来，那就是必须接受现在就要死去。我认为无论这一刻何时到来，我们都要平静地接受这一时刻。我们要学着接受死亡，让自己带着好奇和平静而不是恐惧经历死亡。

人们总是对自杀反应激烈，我也曾因自己的观点而饱受批评——我认为因为失恋、破产，或者因为生活中其他问题而自杀是非常傻的。我们因此错过学习和成长的机会。如果我们这一次拒绝接受教训，那这教训将会在下一次生命中重新出现。

记得你有多少次身陷困境而不知该如何摆脱吗？但是，你摆脱了，你就在此处，你找到了解决方法。如果你因此自杀了会怎么样？看看你可能错过的所有美妙的生活吧。

另一方面，在有些人的生命中，出现了巨大的、顽固的身体疼痛，无法缓解，他们深受病痛的残酷折磨，已经没有恢复的可能。我无数次看到这些情形在艾滋病患者身上发生。我是谁，怎么有资格去评判那些在这种情形下带走他们生命的人？我相信，被称为"死亡医生"的杰克·克沃肯（Jack Kervorkian）医生，是一个非常有同情心的人，他帮助那些病入膏肓的人有尊严地结束自己的生命。

我曾为一位有意识地步入死亡的朋友写了下面这段话，这在当时给了他极大的安慰。无论在白天还是夜晚，许多次，他置身于最大的宁静之中。我也将这些话送给那些正在离去的人们。

我们一直安然无恙。

仅仅是些变化。

从出生那一刻起，

我们就在准备拥抱这光。

再一次，

置身于最宁静的状态。

天使环绕你，

指引你路途的每一步。

无论你作何选择，

于你皆完美无缺。

万事将会发生，

在完美的时间空间。

是享乐的时候，

是欢笑的时候。

你正走在回家之路，

正如我们所有的人。

我总认为我的离去是，

游戏的结束。

终场幕布落下。

掌声逝去。

我来到化妆间，卸下妆容。

戏服留在地板上。

这个角色不再由我扮演。

赤裸着，我走向舞台的门。

当我打开门，一张笑脸迎接我。

这是新的导演。

新的剧本和戏服在手。

我欣喜地看到忠实的粉丝和所爱之人正在等待。

欢呼雷动，爱意满满，

致我以爱的问候，

前所未有。

那必将是最为令人兴奋的新角色。

我知道，

生命总是美好的。

无论身在何处，

凡事皆如意。

我安然无恙。

回头见。

再见。

我也视生命如电影

每一世，

我们总在电影之中来到，

又总在电影之中离去。

没有正确的时间，

也没有错误的时间，

只有我们的时间。

早在到来之前，灵魂已做好选择。

我们来体验特定的课程。

无论他们做什么说什么，

我们都会珍惜，

自己和他人。

当我们学会这爱之课，

我们可以带着欢笑离去。

无须痛苦或折磨。

我们知道，

下一次，

无论选择化身何处，

无论在何处行动，

我们都将有爱相随。

* * *

爱的通道

我们最后的出路是一种

解脱、爱和宁静。

我们解脱并进入出口通道。

在通道尽头，我们发现

只有爱，

爱，如从未经历过，

完整的，包罗万象的，无条件的爱

以及深深的内在宁静。

我们爱过的所有一切全都在此。

等待着，迎接着，

照顾着，指引着，

我们再也不孤独。

这是令人陶醉的时刻。

这一刻，回顾

我们最后的化身

充满爱，只为获取智慧。

眼泪也很好！

眼泪是生命之河。

带我们穿过

深情的体验。

快乐升天！

你知道我会与你相聚，

仿佛只是

眨一眨眼。

　　我的朋友对我说的最后一件事是："我们现在说再见吗？"我回答说："在这一生，是的。"

　　这些就是我关于死亡和临终的一些看法。现在，请形成你自己的看法，只是请确保你的看法充满慰藉和爱。

生命的精髓长伴我们

我轻松地从往事中解脱，我信任生命的进程。我关上旧日伤口之门，我宽恕每个人，包括我自己。我想象在我面前有一条小溪，我将所有旧日经历，旧日伤口和苦痛，抛入溪流之中，看着他们开始消散在水中，顺流而去，直到他们彻底消失不见。我自由了，我过往中的每个人都自由了。我准备好开始继续前行，新的冒险旅程在等着我。一生来了又去，而我永在。无论在何处行事，我都生机勃勃，爱围绕着我，现在如此，永远如此。就是如此！

爱自己，爱生命！

101 条拥有生命活力的思维

我们的所思所言总是持续塑造着我们的世界和人生经历。我们中的许多人在消极思维的旧有习惯中，并没有意识到由此给自己造成的伤害。然而，我们从不会就此困住，因为我们总能改变思维。当我们学会持续不断地选择积极思维，那些原有的消极思维就会消失不见。

因此，当你读到以下这些有力的思想时，请让这些自我肯定和想法清洗你的意识。你的头脑下意识会选择当下对你而言重要的观念，这些观念就如为你思想的土壤施肥一般，当你不断地重复吸收这些观念，你就开始慢慢丰富生命之园的基础，你种下的每一种植物都将茁壮成长。我看到你充满活力与健康，被精致的美丽事物环绕，过着爱与富足的生活，充满欢声笑语。你走在改变与成长的美好之路上，尽情享受这段旅程吧！

1. 我的治愈已有进展

你的身体知道如何治愈自己。将负面垃圾清除出去，然后爱你的身体。哺之以营养的食物和饮料，悉心照顾它、尊重它，创造健康的氛围，让自己治愈。

以宽恕开始治愈之旅，接受来自自己内心的爱之洗礼，清理并治愈身体的每一部分。我知道自己值得治愈。

2. 我信任自己的内在智慧

在我们每个人的体内，都有一个地方，与宇宙的无穷智慧相连接。这个地方，有我们要问的所有问题的答案。学会信任你的内在自我。

当我着手处理日常事务时，我倾听自己的内在指引。我的直觉与我同在，我信任它一直在这里。我安然无恙。

3. 我愿意宽恕

如果我们身陷自以为是的怨恨的牢笼，我们就不能自由。即便我们不知道如何宽恕，我们也能做到愿意宽恕。宇宙将会回应我们的意愿，帮我们找到宽恕之道。

我们对自己和他人的宽恕将我们从过往中解脱。宽恕几乎是所有问题的答案。宽恕是给自己的礼物，我宽恕，并让自己自由。

4. 因为所做的一切，我有深深的成就感

我们永无机会重活今天，因此好好欣赏每一瞬间，我们所做的每一件事，都很完满。

我在高度直觉的指引下，倾听内心的声音，每天的每一个瞬间对我来说都很特别。我安于我的世界，安于我的事物。

5. 我信任生命的进程

我们正在学习生命如何运转，就像学习计算机一样。当你第一次拿到计算机，你会学习简单基础的使用程序——怎么开机关机，怎么打开和保存文件，怎么打印。在这一层面，计算机能很好地为你工作。然而，当你学到更多的使用方法，计算机能为你做的远不止这些。生命也是如此，对于它的运转方式，我们学得越多，它为我们所展示的精彩就越多。

生命有其自身的节奏和流向，我是其中的一部分。生命支持我，带给我的只有美好而积极的体验。我信任这带给我至美的生命进程。

6. 我有完美的生活空间

我们的生活空间总是我们当下意识状态的外在表现。如果我们憎恨现在居住的地方，那么无论我们搬到哪里，最终也会憎恨那个地方。用爱祝福你现在的居所，感谢它为你提供所需。请说，你将

要搬离，新的好人将搬来。当你离开时，请留下爱，你将会在新的居所感受到爱。在我找到现在的居所之前，我就决定要从那些沐浴在爱中的人那里买房子。当然，这正是我所找到的，我的家充满爱的光芒。

我看到自己生活在一个美好的地方，这里能满足我一切所需和一切所愿。它坐落在一个美丽的地方，在价格方面，我也能轻松负担得起。

7. 我能放下过去，并宽恕每个人

我们可能不想忘却旧日伤痛，但是抓住过去不放手，会让我们困顿不已。让往事随风逝去，当下这一刻将变得更加完满。

我让自己和生命中的每个人从旧日伤痛中解脱出来，他们自由了，我也自由地开始新的美好旅程。

8. 力量的重点永远在当下

无论你的问题持续了多久，你都能在这一刻开始改变。因为当你改变你的思想，你的生命也改变了。

过去已逝，不再影响我。我在这一刻开始获得自由。今天的思想创造我的明天，一切在我掌控之中，现在我要拿回我的力量。我安然无恙，我是自由的。

9. 我安然无恙，仅仅是些改变

我们所相信的都会成真。我们越是信任生命，生命越眷顾我们。

我安然愉悦地跨过每座桥梁，旧日逝去，却又开启精彩的新旅程。我的生活总是愈加美好。

10. 我愿意改变

我们都希望生活改变，其他人改变。但是，除非我们愿意改变自己，否则我们的世界无一改变。我们总是固守那些对自己不再积极有用的习惯和观念。

我愿意放下旧有的消极观念，这些观念只是阻挡我前路的思想，我的新思想是积极的、令人满意的。

11. 这只不过是个想法，想法是可以改变的

我们能想象到的最恐怖的场景，只是些想法。我们很容易就能拒绝这样吓唬自己。要让思想成为你最好的朋友——这些思想以积极的方式塑造你的世界，这是让人感到安慰的思想、爱的思想、友善的思想、欢笑的思想、智慧和发展的思想。

我不受任何旧有思维的限制，我小心地选择自己的思想。我持续地用新的眼光和新的方法来看待我的世界，我愿意改变和成长。

12. 我的每一个思想都在创造我的未来

我对我的思想持续保持警觉。我就像一个牧羊人，如果一只羊误入歧途，我关切地邀它重回正路。如果我发现一个不爱不善的思想在乱窜，我会迅速地、有意识地用爱与善的思想取代它。宇宙一直在倾听和回应我的思想进程，我尽可能保持纯净、清晰的思绪。

我选择去思考和信奉的每一个思想，宇宙都完全支持。对于我能思考的，我有无穷的选择。我选择平衡、和谐和宁静，并将此展现在我的生命中。

13. 不要责怪

如果我们穿着别人的鞋子走上一里路，就会明白为何他们如此走路。我们生来都是漂亮的小婴儿，对生命完全开放，完全信任，拥有许多的自我价值和自尊。如果我们现在不再如此，那一定是在人生路上的某一处，某些人教给了我们别的什么东西。我们可以忘却消极的东西。

我放下责怪任何人的需要，包括责怪我自己的需要。以我们所具有的理解、知识和觉悟，我们都在竭尽所能做到最好。

14. 我放下所有期待

如果我们没有特别的期待，那我们就不会失望。但如果我们爱自己，知道我们面前只有美好，那就无所谓什么样的结果，因为一切都让人心满意足。

我跟随生命自由而充满爱意地流动，我爱自己。我知道，在每一个转角，等待我的都是美好。

15. 我清楚看见

不愿"看见"生命中的某些部分，会遮蔽我们的视野。不愿看见通常是一种保护机制。验光师对治愈眼疾没有帮助，他们只会给你度数越来越高的眼镜。营养不良也会导致视力不佳。

我放下遮蔽我视野的一切过往，我看见生命中完美的一切。我愿意宽恕。我呼吸着爱，让爱进入我的视野，我的目光充满慈爱和理解。我外部所见，即我内心所悟。

16. 我在宇宙中安然无恙，所有生命都爱我、支持我

我的钱包中带着这条自我肯定，每次拿钱时，我都看到：我在宇宙中安然无恙，所有生命都爱我、支持我。这很好地提醒我，在我的生命中什么是真正重要的。

我呼吸着生命的完美与丰富。我愉快地观察到，生命支持并给予我远超想象的丰富资源。

17. 我的生命是一面镜子

我生命中的每一个人都是某一部分自我的反映。我爱的人反映了我自己爱的那一部分，我不喜欢的人反映的是自我中需要治愈的那一部分。生命中的每一次经历都是一次成长和治愈的机会。

生命中出现的人确实是自我的镜子，这提供给我成长与改变的机会。

18. 我阴阳平衡

我们都有阴阳两面。当阴阳平衡时，我们就是完整合一的。一个至刚的男子不能与他的直觉保持联系，一个虚弱、纤细、阴柔的女子则不能表现出她强大而智慧的一面。我们都需要阴阳两面。

我的阴阳两面完美平衡，统一和谐。我身处宁静，一切美好。

19. 自由是我神圣的权利

伴随着选择的完全自由，我们来到这个星球之上。我们在头脑里做出选择。未经我们允许，没有人、空间或事物能够为我们思考。我们是自己在头脑中进行思想的唯一的人。

我自由地生出绝妙的思想。我从过去的限制之中走向自由，我现在变成原原本本的真我。

20. 我放下一切恐惧和怀疑

恐惧和怀疑只是延迟机制，使我们不能获得想要的生命中的美好，所以，请放下恐惧和犹疑。

现在，我选择将自己从一切破坏性的恐惧和怀疑中解脱出来。我接受自己并让自己心神宁静。我被爱着而且我安然无恙。

21. 神圣智慧指引我

我们很多人没有意识到，自己有内在智慧常伴左右。我们不注意自己的直觉，就不要奇怪为什么生活如此不顺。学会倾听内心的声音，你会真切地知道要做什么。

我一直都受到指引做出正确的选择。神圣智慧不断指引我去实现我的目标。我安然无恙。

22. 我热爱生命

每天早晨起床时，我又开始了美妙的一天——我从未经历过的一天。这将是独特的体验，我很高兴活着。

自由而完整地活着是我与生俱来的权力。我所给予生命的，正是我想要生命给予我的。我很高兴活着。我热爱生命！

23. 我爱自己的身体

我很高兴能寄居于我美妙的身躯之中，这身躯供我所用，以度过此生，我珍惜它并满怀爱意地细心呵护它。我珍视我的身体。我爱它的每一寸肌肤，内在的和外在的，看得见的和看不见的，每一个器官和腺体，每一块肌肉和骨头，每一个细胞组织。对这份爱的关注，我的身体以生机勃勃和健康回应我。

我在头脑中创造平和，这反映在我的身体上，就是完美的健康。

24. 我将每次经历都变成一次机遇

每当我遇到一个难题（我们都会有这样的时候），我会立即说："除了这次，将来的只有美好。这次问题能够轻松解决，一切都是最好的安排。一切美好，我安然无恙。"我重复这些话，一次又一次，这使我平静，也让宇宙帮我找到最好的解决之道。我常常神奇地发现，问题被迅速地，以利于所有人的方式解决了。

每个问题都有解决之道，所有的经历对我来说都是学习和成长的机会。我很安全。

25. 我置身宁静之中

在我内心深处，有一口无穷的宁静之泉，就像高山湖泊一样深邃和宁静。当我身处这一境界，没有人、空间或任何外在的混乱能够触动我。在此境界，我很冷静，我思路清晰。我获得高明的思想。我如此宁静。

高度宁静与和谐包围着我，藏身于我之中。我感受到忍耐、宽恕，以及对所有人的爱，包括对我自己的爱。

26. 我灵动，顺势而为

生命是一连串的变化。那些思维刻板不灵活的人，在变化之风吹来之时，容易折断。但是那些像柳树一样的人，易于弯曲并适应新的变化。如果我们拒绝变化，那么生命将从我们身边流过，留我们于身后。正如灵活的身体更让人舒适一样，灵活的思想也更让人生活舒适。

我对新事物和变革持开放的态度。每一个时刻都代表着一个成为更好的自己的机会。我轻松地顺应生命的节奏，无为而为。

27. 我已超脱了他人的恐惧与限制

我超脱了母亲的恐惧和限制，也超脱了父亲的恐惧和限制，甚至超脱了自己的恐惧和限制。这些只是一些盘旋在我头脑中的错误观念，就像我擦干净脏了的窗户一样，我能够轻易地将这些错误观念清除。当我的心灵之窗是干净的，我能清楚地看到这些消极思维是什么，我能做出选择去清除他们。

正是我的头脑创造了我的体验。我有无限的能力来创造生命的美好。

28. 我值得爱

许多人学到的是有条件的爱，因此认为我们需要争取爱。如果我们没有一份好工作，或一个好的恋人，或者像模特一样的身材，我们就会感觉自己不够可爱。这很荒谬。我们不需要争取呼吸的权利，这是上天所赐，只因我们存在。那么，爱与被爱的权利也是同样的，我们存在的事实意味着我们值得爱。

我不需要去争取爱，因为我存在，我是可爱的。我对自己的爱，也投射在他人身上。

29. 我的思想富有创意

我已学会爱自己的思想，它是我最好的朋友。

对进入脑海的每一个负面思想说："出去！"没有任何人、事、物能够凌驾于我之上，因为我是自己头脑的唯一主导者。我创造自己的现实以及身处其中的每个人。

30. 我安于自己的性别

我相信在我的生生世世中，我已经历过各种性别。我曾是男性和女性，异性恋和同性恋。社会有时候认可我的性别状态，有时候不认可。我的性别状态对我来说只是一个学习的经历，今生也是如此。但我知道，我的灵魂没有性别。

我无限的满足存在于自己的性别状态和自己的身体之中。在这一生中，我的身体是完美无缺的，我以爱和怜悯拥抱自己。

31. 我安于自己的年纪

对我来说，只有当下。没错，年龄的数字随时间增长。但是，我如自己所选，去感受自己是年轻或年老。许多20岁的人，已然年老。也有许多90岁的人依然年轻。我知道，我来到这个星球，要体验每个年龄段，并且每个年龄段都很棒。正如我所允许发生的那样，每个年纪都轻松地依次展开。我使自己的头脑健康快乐，我的身体也亦步亦趋。我安于当下的年纪，并期盼未来的所有珍贵岁月。

每个年龄段都有自己独特的快乐和体验，我总是处于生命中最好的时候。

32. 过往已逝

我不能重回过去的时光，只能在脑海回味。如果想，我可以选择回放旧日时光，但重忆往昔会花掉今日的珍贵时光——那些一旦逝去就再也无法获得的瞬间。所以，我任昨日逝去，将注意力放在今天这一刻。这是我的独特时刻，我乐享其中。

这是全新的一天，我从未活过的一天。我安于当下，享受当下每时每刻。

33. 我放下所有评判

那些自以为是、爱评判别人的人，最是自我憎恨。因为他们拒绝改变自己，他们就对别人指指点点，他们总是看到不对的地方。因为他们如此挑剔，他们招引许多要评判之处。我们为精神成长所能做的最重要的事情之一，就是完全放下所有评判——对其他人的评判，最重要的是对自己的评判。我们有权从中选择友善的思维、不友善的思维或者中立的思维。我们拥有越多友善和爱的思维，我们就会在生活中吸引越多的善意和爱。

己所欲，施于人。我对他人的爱与接受每时每刻都反映在我自己身上。

34. 我愿意放下

我知道，每个人内在都有无穷的智慧和指引，所以我无须为他们的生活负责。我不在此控制他人，我在此治愈自己的生命。在恰当的时间，人们进入我的生命，我们共享有意义的时光，然后，在恰当的时间，他们离去，我欣然放下。

我放下他们，他们去经历对他们有意义的一切，我自由地去创造于我有意义的一切。

35. 我当父母是需要爱的小孩

当我们和父母之间出现问题的时候，常常忘记了，父母也曾是天真无邪的小孩。是谁让他们受伤害？怎样才能帮助他们治愈伤痛？我们都需要爱和治愈。

我对父母的童年时代充满怜悯。现在我知道，我选择他们是因为他们是我所要学的一切的好榜样。我宽恕他们，让他们自由，也让我自己自由。

36. 我的家是宁静的天堂

被爱和赞赏的家也散发着爱的光芒。即便只待很短的时间，也请为你的房间倾注爱。如果你有一个车库，也请倾注爱在那里，保持它的整洁。挂上一幅图片或其他动人的东西，那么当你一回到家，你就置身于美丽之中。

我用爱祝福自己的家，我倾注爱到每一个角落，我的家也满怀爱意地以温暖舒适回应我。我置身宁静之中。

37. 当我对生命说"好"，生命也对我说"好"

生命总会对你说"好"，即便是在你正在制造消极的时候。现在，你意识到这一生命的法则，你可以选择创造积极的未来。

生命反映出我的每一种思维。当我保持积极正面的思维，生命带给我的只有美好的体验。

38. 每个人都很富足，包括我

这星球上有如此丰富的食物，我们每个人都能获得供养。是的，还有人在挨饿，但并非因为缺少食物，而是因为缺少爱，才让这一切发生。世上有如此多的钱和财富——远多过我们所知。如果这些财富被平均分配，一个月之内，那些现在有钱的人就会拥有更多，而现在贫穷的人仍会重归贫穷。因为财富必须要有意识、有欲求。地球上有数十亿的人，但你还是会听到人们告诉你，他们很孤独。如果我们不伸出手，爱不会找到我们。因此，当我肯定我的自我价值和我的愿望时，我所需要的会在最好的时间、最好的地点来到我身边。

生命的海洋慷慨富足。所有我们所需要的、所想要的都能得到满足，甚至在我开口索要之前就能得到满足。我的美好来自每个角落、每个人和一切事物。

39. 我的世界一切安好

我的生活过得很完美，只是我以前不知道这一点而已。我以前没有认识到，我的世界中发生的每一个消极事件，都是自身的信念系统在生命中的映照。现在我醒悟了，我能有意识地管理我的思维进程，让生命在每个层面都获得成功。

我生命中的所有一切都很成功，现在和永远。

40. 我的工作很有成就感

当我们学会爱自己所做的工作，那么生命必定会让我们一直拥有有趣的、创造性的工作。当你的身心都准备好在人生之路上再前进一步时，生命会让你得偿所愿。现在就将你最好的一切给予生命。

我从事我所爱的工作，并爱我所从事的工作。我知道自己总是在正确的地方工作，和正确的人一起，我学习我的灵魂需要的所有宝贵课程。

41. 生命支持我

当你遵循生命的法则，生命将给予你巨大的支持。

生命创造了我，令我完满。我信任生命，生命总在每一个转角。我安然无恙。

42. 我的将来无比荣耀

我们的未来总是体现我们现在的思想。你现在的思想和言语正创造着你的未来。因此，你有美好的思想，你就会有美好的未来。

现在，我生活于无限的爱、光和喜悦之中，我的世界一切美好。

43. 我打开崭新的生命之门

当我行走在生命的长廊，长廊的两边全是一扇扇的门，每一扇门都通往全新的历程。我越能从我的脑海中清除那些负面的思维模式，我就越能找到那扇只通往美好历程的门。思想的清理带给我生命最好的馈赠。

我乐享拥有的一切，我知道在自己面前的都是鲜活的经历。我展开双臂迎接新的一切。我相信生命是美妙的。

44. 我伸张自己的力量，我满怀爱意地创造自己的现实

无人能替你行事，只有你能在头脑之中做决定。如果你将力量交给别人，那么你就一无所有。当你展现你的力量，它就是你的。智慧地使用你的力量。

我寻求更多的理解，这样我可以会意地、满怀爱意地塑造自己的世界和自己的历程。

45. 现在我创造了一份美好的新工作

用爱祝福你现在的工作，用爱将它交给你的继任者，明白你正步入生命的新局面。请保持对新职位清晰、正面的肯定，并明白你配得上最好的一切。

我对于美好的新职位，完全开放和接受，我在一个美好的地点，运用自己的创造天赋和才能，为所爱的人工作，和所爱的人一起工作，赚取不错的薪水。

46. 成功触手可及

我们总是有贫穷和富有两种思维。当我们想着缺陷和限制，那就是我们所经历的。如果你的思维是贫瘠的，你就不会富足。想要成功，你需要一直有富足的思想。

我建立了关于成功的新意识。我知道有志者事竟成。我步入赢家的行列，到处都是耀眼的机会，各种财富都流向我。

47. 收入开源

我开放并接受生命会找到多种方法带给我们收入。正如我们所知、所肯定的，我们值得美好的一切，无穷资源将开启新的道路。我们总是用固定收入和其他封闭性的想法限制自己。开放我们的意识，开启美好世界的银行。

现在我接受一切美好，无论是意料之中的，还是意料之外的。我不受限制，以不受限制的方式，接受无限的资源。我被赐福，所得连做梦也想不到。

48. 我值得最好的，我现在就接受最好的

阻止我们获得美好生命的，只有一件事，那就是我们不相信自己值得美好。在童年时代的某处，我们学到的是自己不值得，而且我们相信是这样。现在，是时候放下这些信念了。

我的身心已经准备好去享受富足而充满爱的生命。值得美好的

一切是我与生俱来的。我宣示自己拥有美好的权利。

49. 大道至简

生命的法则很简单，与很多人的复杂想法相比，甚至过于简单了。你付出什么，就收获什么。你对自己和生命的信念，将成为现实。就是这么简单。

任何时候，我所需要知道的一切，都会呈现在我面前。我信任自己，我信任生命。一切都很美好。

50. 我完全胜任所有情形

要明白，你远超自己想象。你被神圣保护，你与内在的无穷智慧连接，你永不孤独，你拥有需要的一切。当然，你胜任所有情形。

我是宇宙力量与智慧的结晶，我获得这力量，轻而易举地坚持自我。

51. 我用爱聆听身体发出的声音

当身体最初出现轻微不舒服的迹象，别把钱交给医药公司，坐下来，闭上眼，深呼吸，进入内心，问："我需要知道的是什么？"因为你的身体正试图告诉你一些什么。如果你冲进药店，你所做的，实际上是在告诉你的身体："闭嘴！"请聆听你的身体，它爱你。

我的身体总是朝着健康的方向运转，我的身体想要变得完整而健康。我配合它，变得健康、完整和完满。

52. 我表现出创造性

每个人内在都有独特的创造性。无论是什么样的创造性，请花时间表现出来，这是爱自己的行为。如果认为自己太过忙碌，无暇创造，那么我们就失去了自己很有成就感的一部分。

我独特的创造天赋和才能伴随着我，以极大的令人满足的方式表现出来。

53. 我在积极变化中

我一直处于改变的过程之中。我曾做了许多消极的改变，现在，我学着放下旧有的陈腐的方式，我的改变是积极的。

我正以完满的方式出现，只有美好来到我身边。现在我呈现出头脑的健康、快乐、富足和宁静。

54. 我接受自己的独特性

没有两片雪花是一模一样的，也没有两朵雏菊是一模一样的。每个人都是独一无二的，每个人都拥有独特的天赋和才能。当我们试图变得像其他人，那就是在限制自己。请安享你的独特性。

不存在竞争和比较，因为我们与众不同，注定特立独行。我是独特而奇妙的，我爱自己。

55. 关系和谐

任何时候，我的身边只看到和谐。我愿致力于我所期望的和谐。我的生命是种享受。

当我们创造心神的和谐，我们会在生活中发现这种和谐。内在创造外在，一直如此。

56. 内观是安全的

我们总是害怕内观，以为会发现恐怖的东西。但是，无论他人告诉过你些什么，你将会发现一个等待爱的美丽小孩。

当我穿过他人观念和信仰的层层阻隔，看到内在的自己，那是一个非凡的存在——智慧而美丽。我爱内观时看到的自己。

57. 无处不在的爱

我们所给予的，成倍地回馈于我们。获得爱的最好途径是给予爱。爱可以是接受和支持，安慰和怜悯，友善和温柔。我肯定愿意生活在一个具备这些品质的世界。

爱无处不在，我正爱着，我是可爱的。可爱的人们充斥着我的生命，我发现自己能够轻松地表达对他人的爱。

58. 当我爱自己、接受自己时，爱别人也很容易

除非我们爱自己，否则我们不能真正爱别人。要不然，我们所

说的爱实际上是相互依赖的，或者说是成瘾的，或者说是贫乏的。如果你不爱自己，没有人会足够爱你。你将一直追问：你真的爱我吗？你也无法让一个不爱自己的人满意，生活将充满冷战和妒忌。所以，请学会爱自己，那么你将会拥有爱的人生。

我敞开心扉，让爱自由流淌。我爱自己，我爱人人，人人也爱我。

59. 我很美丽，人人爱我

我常常使用这个自我肯定。当我在城市街道漫步时，即便人们没有听到这句话，但是看到如此多的人对我微笑，我感觉很美妙。请试一试，这一自我肯定真的能为你创造美好的一天。

我散发出接纳的光芒，我被深深爱着，爱包围着我，保护着我。

60. 我爱自己，认可自己

自我认可带来的只有美好。我们不是在谈论自负和骄傲，因为这都是恐惧的一种表达。爱自己意味着珍惜和赞赏你这个奇迹。你确实有价值和自我价值。请爱这样的你！

我赞赏自己的所作所为。成为自己，我已足够好。我为自己代言。我索求自己想要的。我发挥我的力量。

61. 我是具有决断力的人

做决定真的很安全。请果断做出决定。如果一个决定被证明是不好的，那就做另一个决定。学会专注内在，做一次短时冥想。你的心里有着所有问题的答案，常常自省，你会与你的内在智慧建立良好稳固的连接。

我信任自己的内在智慧，我轻松地做决定。

62. 旅行时，我一直安然无恙

你创造了安全的意识，当然，这种意识将会伴随你，无论你去到何处——无论你使用何种交通方式。

无论我选择何种交通方式，我都是安全的。

63. 我的理解能力持续提升

对生命有越多的了解，我们就会经历越多生命的奇妙之处。那些过着有限制的生活的人，理解能力都有限。他们看待事物非黑即白、是非分明，通常受恐惧和负罪感的驱使。让理解力成长，你将能更广阔、更怜悯地看待生命。

每天我都请教高贵的自我，寻求加深理解生命的能力，让我远离评判和偏见。

64. 现在我接受完美伴侣

写下你想要的理想伴侣的所有品格，然后检查一遍，确保你也表现出这些品格。也许你需要做些内在的改变，合适的人才会出现。

现在，神圣的爱指引着我与我的完美伴侣在一起，并让我保持这段爱的关系。

65. 我从今往后永远安全

我们的信念体系一直体现在我们的经历之中。当我们在思想中创造安全，我们会在自己生活的世界中发现它。积极的自我肯定创造积极的生活。

我所拥有的一切安然无恙，为人处世怡然自得。我在一个安全的世界生活和旅行。

66. 全球疗愈正在进行中

我们每个人都持续影响着世界动乱或世界和平。每一个不友善的、不爱的、负面的、恐惧的、评判的、偏见的思想都会造成一种氛围，导致地震、洪水、干旱、战争以及其他的灾难。另外，每一个爱的、友善的、和平的、支持性的、帮助性的思想都会造成一种氛围，为所有生命创造美好。你想致力于哪个世界？

每天，我都想象我们的世界是和平的、完整的、治愈的。我看到每个人衣食无忧，居有定所。

67. 用爱祝福我们的集体

认为集体是消极的，这样的信念只会制造消极的集体。每天对我们的集体做一些积极的肯定。

我肯定集体中的每个人都是有爱的、诚实的、可敬的，并且真正为所有成员的福祉而工作。

68. 我爱自己的家庭

在连续三四个月这样自我肯定之后，有成百上千关系疏远的家庭愉快地破镜重圆了。当我们与家人疏远时，我们常来来回回地发出很多负面能量。这一自我肯定阻止了这些，为爱的感觉浮出水面腾出了空间。

我拥有一个关爱、和谐、快乐、健康的家庭，我们全都沟通得很好。

69. 我的孩子受到神圣保护

如果我们担心孩子，他们就总是带给我们烦心事。要让孩子感受到我们在思想上所营造的自由和安全的氛围。因此当你们分开的时候，请保持对孩子做积极的自我肯定。

神圣的智慧驻扎在我的每个孩子体内，无论他们去哪里，孩子们都是快乐的、安全的。

70. 我爱所有生物——无论大小动物

所有生物，每种昆虫、鸟和鱼都在生命中有独特的地位，它们正如我们一样重要。

我与所有生物轻松愉快地交流，我知道它们值得我的爱和保护。

71. 我乐于经历分娩

在分娩之前的 9 个月中，请和腹中婴儿交谈和沟通。为分娩做好准备，让你们俩都有一次快乐而轻松的经历。用最积极的方式向胎儿描述分娩，这样你们俩能够相互支持、相互配合。未出生的胎儿喜欢听母亲为他唱歌，他也爱音乐。

分娩的奇迹是一个正常而自然的过程，我满怀爱意地、毫不费力地轻松度过分娩。

72. 我爱我的孩子

我认为，在灵魂层面我们选择了自己的父母，也选择了自己的孩子。我们的孩子到此来做我们的老师，我们可以从孩子那里学到很多，其中最重要的是可以分享的爱。

孩子和我的关系令人愉快、充满关爱，也很平和宁静，我们是幸福的一家人。

73. 我的身体很灵活

保持头脑灵活敏捷，反映在身体上就是灵活。唯一能让我们身体僵硬的是恐惧。当我们真正认为我们受到神圣保护，安然无恙时，我们就能放松下来，无为而随生命流动。请保证日程安排中的舞蹈时间。

治愈的能量持续地流过每一个器官、关节和细胞，我毫不费力地、轻松地活动。

74. 我觉察

每天几次，停下来对自己说：我觉察！然后深呼吸，注意你多觉察到了些什么。我们总能体验更多。

我持续增加对自我、身体和生命的觉察。觉察给予我力量，一切尽在掌控中。

75. 我爱锻炼

我希望长寿一些，并且我要奔跑、跳舞，直到生命最后一刻仍保持灵活。锻炼使我骨骼更强健，我也找到很多不同的方法去享受各种运动。运动让我们在生命中保持活力。

锻炼使我保持活力和健康，我的肌肉热爱运动，我是一个充满活力的人。

76. 富裕是我的神圣权利

多数人听到"钱是最容易展示的东西"这样的话，都会变得很愤怒，但这是真的。因此我们必须首先放下我们对金钱的消极反应和消极观念。我发现，开一个关于性的研讨会要比开一个关于金钱的研讨会还要容易。当自己对金钱的观念受到质疑时，人们不可思议地变得愤怒。最想获得金钱的人，最顽固地坚持那些让人受限的模式。那些妨碍你获取金钱的消极观念是什么？

我值得并且也愿意接受大量的财富进入我的生命。我愉快并满怀爱意地给予和接受。

77. 我与神圣智慧连接

所有问题都有一个答案，一个解决方案应对一个问题。在生命中，我们从未迷失，从不孤独，也从不曾被遗弃，因为我们一直有无穷智慧和指引的伴随。学会信任它，你会觉得整个生命都很安全。

我每天内省，与宇宙间所有智慧连接。我一直受到引领和指导，以最令我感到美好和快乐的方式。

78. 今天，我用全新的眼光看待生命

每当城外的朋友来探访我，我通过他们的新视角，看到自己每天生活的世界。我们以为自己已经看到全部，实际却错失了自己周围显而易见的许多东西。在清晨的冥想中，我祈祷自己这一天看到

更多、理解更多。我的世界远大于我所知道的。

我愿意以全新的、不同的方式看待生命，愿意去注意那些我以前从未注意过的事物。一个新世界正期盼着我的新视野。

79. 我与时俱进

我们每个人都有一种内在天赋，可以理解和运用所有电子世界的奇迹，这些奇迹是崭新的、令人兴奋的，如今已遍布我们的生活。如果我们在运用录像机或者电脑方面遇到困难，往往只要找个孩子问问就可以了。现今很多小孩都通晓电子技术。正如前文所说，"小孩将引领大家"。

我对生命中的新事物持开放和接纳的态度。我愿意了解录像机、计算机，以及其他奇妙的电子设备。

80. 我体重完美

垃圾食品和过度饮食导致我们不健康和超重，当我们寻求健康，从菜单中剔除红肉、奶制品、糖和脂肪，我们的身体将会自动调整并保持完美体重。毒素让身体发胖，健康的身体会需要保持完美体重。因此，当我们放下毒素思维，我们的身体会回应我们，创造健康和美丽。

我的身与心平衡共振，我轻松地达到并保持完美体重。

81. 我身材完美

曾几何时，我们都吃天然健康的食物。现在，我们不得不开辟新的道路，在垃圾食品和加工食品之外，找到简单健康的食物。我发现，吃得越简单，越健康。请哺育身体以自然生长的食物，这样，你也将健康成长。

我细心照顾自己的身体，食用健康的食物，饮用健康的饮料，我的身体对此做出回应，我的身材总是很完美。

82. 我的宠物都健康快乐

我不会给我那 6 只可爱的宠物任何垃圾食品或罐装食品，它们的身体和我的身体一样重要，我们都细心照顾自己。

我满怀爱意地与我的宠物交流，它们让我知道如何让它们身心愉快。我们快乐地生活在一起。我与所有生命都和谐相处。

83. 我有自然的园艺本领

我爱地球，地球爱我，我尽己所能使其富饶而多产。

我满怀爱意地触摸每一株植物，植物回应我以芳华盛放。花园的植物都很幸福，花儿美丽绽放，果蔬收获累累、营养美味。我与自然和谐共处。

84. 这是完美治愈的一天

致病的头脑与创造健康的头脑是同一个，我们体内的细胞总是回应我们内在的心理状况。就像人一样，在快乐关爱的环境里会尽力做到最好。因此，让生命充满喜悦，你将健康幸福。

我与宇宙的治愈能力连接，治愈自己，以及身边那些准备好接受治愈的人。我知道，我的思想是一种强有力的治愈工具。

85. 我爱老者，尊敬老者

我们现在如何对待老人，我们将来变老了就会被如何对待。我认为自己的晚年会成为珍贵岁月，我们都能变成"杰出老年人"，过着富足完满的生活，继续为社会的美好做贡献。

我以最深的爱和最大的尊敬来对待生命中的老者，因为我知道，老者是知识、经验和真理的智慧之源。

86. 我的车是安全的天堂

在路上，我总是把爱送给那些愤怒的司机。我意识到，他们并不知道自己在对自己做什么。愤怒创造愤怒的环境。很久以前，我就不会对糟糕的司机发火了。我不想因为别人不知道怎么驾驶而毁了我的一天。我用爱祝福我的车，并在前方道路上送出爱。因为这么做，我很少碰到愤怒的司机。他们去给其他愤怒的司机制造麻烦了。我满怀爱意地分享道路，无论交通状况如何，我几乎总能按时到达。我们把意识带到每个地方，我们所到之处，即思想所到之处。而且意识总是吸引着相似的经历。

当我驾驶车辆时，我完全是安全的、放松的、舒适的。我用爱祝福路上的其他车辆。

87. 音乐丰富了我的生命

我们都跟随不同的鼓点跳舞，我们的生活都充满不同类型的音乐。鼓舞一个人的音乐，对另一个人来说可能是恐怖的噪音。我有个朋友，给她的树播放冥想音乐，这让她的邻居很着迷。

我让生命充满和谐与鼓舞的音乐，丰富我的身心。创造性的、有影响力的音乐围绕着我，给予我启示。

88. 我知道如何平静思绪

独处时间和内省时间使我们有机会让自己的精神重焕新生，内省时间给予我们需要的指引。

在需要时，我应当休息和安静，我在生命中会创造一处空间，在这里，我可以获得我需要的。我安于独处。

89. 我的外表反映了我对自己的爱

我们的服装、汽车以及住所反映了我们对自己的感觉。散乱的思维将到处制造混乱。当我们的思绪宁静和谐，我们的外表及所有财物会自动变得和谐而令人愉悦。

每天早晨我好好装扮自己，穿上映衬出我对生命的爱与赞赏的服装，我从内到外都很美丽。

90. 我拥有世上所有时间

如我需要更多时间，时间会延长；如我需要较少时间，时间会缩短。时间是我的仆人，我明智地运用时间。此时此地，就在此刻，一切美好。

我有充裕的时间，足够我完成今天的任务。我是一个强有力的人，因为我选择活在当下。

91. 我给自己放个假

当我们给自己短时间的休息后，我们就会尽心尽力工作。每两小时休息5分钟能保持思维敏锐。同样，休假有益身心。那些从不休息或娱乐的工作狂会变成非常紧张的人，他们身边缺少欢笑。我们的内在小孩需要游戏，如果我们的内在小孩不高兴，那么我们也会不高兴。

我给自己安排假期，以使身心休息、放松。在预算之内，我总拥有美好时光，我重回工作时，轻松而容光焕发。

92. 孩子们爱我

我们需要与不同年龄段的人接触，老年公寓和退休者社团缺少孩子们的欢笑。与孩子们联系会让我们内心保持年轻。我们的内在小孩也喜欢同孩子们游戏。

孩子们爱我，他们在我身边感觉到安全，我让他们自由地来去。我的成人自我受到孩子们的赞赏，也能从孩子们那里获得启示。

93. 梦是智慧之源

我总是带着爱的思绪入睡，为我梦中行事做好准备。爱的思绪带来爱的答案。

我知道，生命中许多问题可以在睡眠中获得答案。每天早上醒来，我都能清楚地记得自己的梦。

94. 置身于积极人群

如果我们允许消极的人充斥自己的生活，让自己保持积极会变得更困难。因此，不要让自己被其他人的消极思维拖下水。仔细选择你的朋友。

我的朋友和亲戚流露出爱和积极的能量，我则回赠以同样的感受。我知道，我得摆脱生命中那些不能给予我支持的人。

95. 用爱进行财务管理

你支付的每张账单都说明，有人信任你赚钱的能力。因此，请将爱撒满你所有的财务交易，包括税务局。把纳税当作是向国家付租金。

我用感激和爱来填写支票和支付账单。我的银行账户总有余额，足以支付我的生活必需品和奢侈品。

96. 爱我的内在小孩

每天与我们的内在小孩连接，曾经的这个小小的你，正致力于我们的健康。至少一周一次，牵起内在小孩的手，与其共度一些时光，一起做一些特别的事情——那些当你还是个孩子时喜爱做的事情。

我的内在小孩知道如何去玩、如何去爱、如何发出惊叹。当我支持这一部分的自己，通向我内心的门被打开了，我的生命因此而丰盈。

97. 需要时我寻求帮助

有求必应。宇宙正微笑着休息，等待我们的询问。

对我来说，需要时寻求帮助很容易。在变化之中我感到很安全，知道变化是生命的自然法则。我敞开心扉，接受他人的爱与支持。

98. 假期是爱与欢乐的时光

交换礼物很棒，更棒的是，与相逢的人分享爱。

与家人和朋友庆祝假期总是很享受，我们总是让共处时光充满欢笑，总是对生命的诸多赐福表达感激之情。

99. 我耐心而友善地对待每天碰到的人

努力找个缘由，感谢你今天碰到的每个人，你会很高兴地看到，这对他们意义重大。你所收获的将远超过你所付出的。

我向每个人流露出友善与爱的思绪，包括超市店员、餐厅服务员、执法人员，以及所有这一天碰到的人。我的世界一切都很美好。

100. 我是一个有同理心的朋友

当一位朋友带着问题造访，这并不一定意味着他要你解决问题。可能他需要的只是一对有同理心的耳朵。一个好的倾听者就是一位让人珍视的好朋友。

我与其他人的思维和情绪同步。只要朋友提出来，我会为朋友提供建议和支持，恰当的时候，我也可以只是带着爱倾听。

101. 地球对我来说很重要

爱地球是我们所有人都能做的一件事，这美丽的星球提供给我们所需的一切，我们要一直以它为荣。每天为地球进行小小的祈祷，这是爱的行为。地球的健康是非常重要的，如果我们不照顾我们的地球，我们将身安何处？

我用爱祝福这星球，我滋养植物，善待动物，保持空气清新。我吃天然的食物，使用天然的产品。活着，我深怀感激。我致力于和谐、完满与治愈。我知道，和平始于我。我爱生命，我爱世界。

感谢你让我与你分享！

就是如此！

止